Jeremy Sherr

und Dynamis School

Die homöopathische

Arzneimittelprüfung

von

Hydrogenium

Jeremy Sherr und die Dynamis School for Advanced Homeopathic Studies
Die homöopathische Arzneimittelprüfung von Hydrogenium

Die englische Originalausgabe erschien unter dem Titel „The Homepathic Proving of Hydrogen“. Herausgeber der englischen Ausgabe: DYNAMIS BOOKS, 6 North Malvern Rd., Malvern, WR 14 4LT.

Aus dem Englischen übersetzt von Veronika Theis

FAGUS- Verlag, Jörg Wichmann
Eigen 81
D- 51503 Rösrath, Germany
e-mail: jw@provings.info
www.provings.info

1. Auflage Okt. 1998
2. Auflage 2014
Druck: Books on Demand, Libri, Hamburg

ISBN 3-933760-02-X

„Aus dem Tao wurde Eins,
aus Eins wurden Zwei,
aus Zwei wurden Drei,
Und aus Drei wurden die zehntausend Dinge."

Tao Te Ching, 42

H wie Hahnemann steht für den Anfang.

Diese Arzneimittelprüfung wurde von HomöopathInnen, Studierenden der 'Dynamis School for Advanced Homeopathic Studies' (Schule für weiterführende Studien der Homöopathie) durchgeführt. Über die vergangenen drei Jahre hinweg haben sie dieses Arzneimittel geprüft, die Prüfung überwacht, inhaltlich ausgewertet, zusammengetragen und repertorisiert. Die Liste aller Beteiligten ist zu lang, um sie einzeln namentlich aufzuführen, aber es ist von Anfang bis Ende ihre Arbeit. Ohne ihre Hingabe und Liebe zur Homöopathie wäre dieses Buch nicht zustande gekommen, und ich spreche ihnen allen hiermit meinen Dank aus. Meinen herzlichen Dank auch allen anderen Homöopathen, die an dieser Prüfung teilgenommen haben.
Besonderen Dank an Roger und Claire für ihre Schirmherrschaft und Unterstützung.
Dank auch an John Morgan von der Helios-Apotheke für die Herstellung des Mittels und allen Mitglieder der 'Society of Homoeopaths' für moralische und finanzielle Unterstützung.
Prüfungsleiter: Jeremy Sherr R.S.Hom, F.S.Hom.
Lektorat und Zusammenstellung: Jeremy Sherr und Becca Preston R.S.Hom, P.C.H.
Wenn Sie Fälle, Informationen oder Fragen zu diesem Arzneimittel haben, wenden Sie sich bitte an:

Jeremy Sherr
c/o The Society of Homeopaths
2 Artizan Road
Northhampton NN1 4 HU
England

Inhalt

Vorbemerkungen

Der Gedanke, eine Arzneimittelprüfung von Wasserstoff durchzuführen, kam mir erstmals, als ich das Periodensystem und seine Beziehung zur Homöopathie untersuchte. Die Elemente sind die Grundlage für alles, was uns umgibt. Das Periodensystem ist eine Matrix der Natur. Diese Elemente und ihre Verbindungen sind die Hauptgrundlagen unserer homöopathischen Arzneimittellehre und oft die Mittel mit der tiefgreifendsten Wirkung. Im Verlauf dieser Forschungen kam die Vermutung auf, daß ein Element eine um so tiefere und klarere antipsorische Wirkung hat, je primärer es ist. Dieses Phänomen wird offenbar, wenn wir die sieben Perioden von unten nach oben aufsteigend betrachten. Die siebte Periode der radioaktiven Elemente ist noch nicht überprüfbar. Bisher ist aufgrund der Schwierigkeiten, die sich aus dem Umgang mit radioaktivem Material ergeben, die pharmazeutische Herstellung noch nicht vorstellbar und somit eine Arzneimittelprüfung nicht möglich. Die sechste Periode enthält einige unserer Arzneimittel mit der stärksten syphilitischen Färbung: Schwermetalle wie Aurum, Platinum, Mercurius, Plumbum, Thallium. Wenn wir zur dritten Periode aufsteigen, finden wir eine zunehmende Anzahl von tief wirkenden antipsorischen Arzneimitteln wie Calcium, Sulfur, Alumina, Silicea und Phosphorus. Jenseits davon jedoch ist in der zweiten und ersten Periode keines der Elemente in reiner Form gründlich geprüft worden. Dies sind die Elemente, welche die Grundlage allen Lebens darstellen: Kohlenstoff, Sauerstoff, Stickstoff und Wasserstoff. Ich entschloß mich, ganz am Anfang zu beginnen - und der Anfang war Wasserstoff, das erste Element, Mutter aller Substanz, die einfachste Manifestation der Materie. Meinen Überlegungen über das Periodensystem gemäß mußte sich Wasserstoff zumindest als ein sehr tief wirkendes antipsorisches Mittel entpuppen. Bis zu dem Zeitpunkt allerdings, zu dem sich eine Arzneimittelprüfung entfaltet hat, läßt sich die wahre Natur der inneren Substanz niemals wirklich erraten.

Wir leben im Zeitalter der Raumfahrt, in dem wir Wasserstoff dazu verwenden, Raketen in ein Universum zu jagen, das hauptsächlich aus Wasserstoff besteht, ein Zeitalter, in dem die Menschheit versucht, mittels Kernfusion die Energieform der Sonne auf der Erde zu reproduzieren, während unsere Existenz ständig von der ungeheuren Macht der Wasserstoffbombe bedroht ist. Gleichzeitig aber ist es eine Zeit, in der viele von uns nach der Rückkehr zu unseren Anfängen streben und auf vielerlei unterschiedlichen Wegen nach unseren Ursprüngen suchen. In diesem Zeitalter erscheint eine Arzneimittelprüfung von Hydrogenium zeitgemäß.

Im Verlauf der Prüfung hatte ich oft das Gefühl, daß ich mich auf eine zu tiefgreifende Aufgabe eingelassen hatte, und die Erfahrungen einiger Prüfer verstärkten dieses Gefühl. Ich überlegte, ob ich das Recht hätte, mir ein solches Projekt vorzunehmen. Aber was man begonnen hat, soll man zuende führen, und ich freue mich, dem Berufsstand unsere Ergebnisse vorstellen zu dürfen, so daß sie sie weitertragen, anwenden und entwickeln mögen. Vom Konzept bis zu dieser Veröffentlichung hat diese Prüfung fast vier Jahre gedauert. Das liegt an der enormen Arbeit, die damit verbunden ist und die wir so gründlich und gewissenhaft wie möglich ausgeführt haben.

Viele Fehler, über die ich aus der Skorpion-Prüfung gelernt habe, wurden bei der Durchführung dieser Arzneimittelprüfung mit berücksichtigt. Darum hoffe ich, daß dieser Versuch vollständiger und akkurater ist, wenn auch von Perfektion immer noch weit entfernt. Die Prüfung wurde parallel zur Schokoladenprüfung durchgeführt, teilweise um sowohl bei mir als auch bei den Prüfern den Doppelblindeffekt zu erzielen. Ich wußte nicht, welcher Prüfer welche Substanz bekommen hatte. Zum anderen Teil wurde Schokolade als Gegensatz zum Wasserstoff gewählt - ein modernes Genußmittel im Gegensatz zur ersten Manifestation der Schöpfung.

Ich werde hier nicht die vollständige Methodik beschreiben, die der Durchführung dieser Prüfung zugrunde liegt, denn ich hoffe, bald einen Artikel zu dem Thema zu veröffentlichen*. Zehn Prozent der Prüfer erhielten Placebo. Jeder Prüfer bekam sechs Dosen, mit der Anweisung, sie über einen Zeitraum von zwei Tagen einzunehmen, und die Einnahme einzustellen, sobald sich Symptome zeigten. Kaum ein Prüfer mußte die volle Dosis nehmen, da die meisten bereits nach der ersten oder zweiten Dosis Symptome spürten. Insgesamt wurden etwa 1100 Symptome ausgewählt, darunter 305 Gemütssymptome. Jedes Symptom wurde mehrfach gründlich überprüft.

Es war interessant zu beobachten, wie unmittelbar die Wirkungen eintraten - manchmal innerhalb einer Sekunde. Interessant war auch die Beobachtung, daß erkennbare körperliche Symptome oft erschienen, bevor Gemütssymptome zu erkennen waren, was mit der Vorstellung aufräumt, daß geistig-emotionale Symptome immer zuerst auftreten.Es schien keine eindeutige Beziehung zwischen der Potenzhöhe und der Menge der produzierten geistig-emotionalen Symptome zu bestehen, was möglicherweise einen weiteren Mythos auflöst. Die Wirkung des Mittels schien sich im Verlauf der ersten Wochen allmählich zu steigern. In manchen Fällen hielt sie etwa eine Woche an, in anderen weit über ein Jahr. Jährliche Periodizität trat bei mehreren Prüfern auf - was die Notwendigkeit von kontinuierlicher und langfristiger Supervision unterstreicht. Auch hier hat sich wieder bestätigt, was ich anhand der Durchführung von Arzneimittelprüfungen gelernt habe: Gute Supervision ist der Schlüssel zu einer guten Prüfung.

Wie bei den meisten Arzneimittelprüfungen war es für die Mehrheit der Prüfer eine gute Erfahrung, obwohl natürlich Leiden eine Komponente jeder Intoxikation ist, und eine Minderheit von Prüfern fühlte sich schlechter. Ein Prüfer, der die Prüfung in Abständen von sechs Monaten zweimal wiederholte, spürte starke Besserung beim ersten Mal, aber starke Verschlimmerung beim zweiten Mal.

Generell war die Wirkung bei manchen Prüfungen so tiefgreifend, wie man es von diesem Mittel erwarten kann. Ich versuche nicht, die Ergebnisse hier zu besprechen. Diese Forschung überlasse ich den vorurteilsfreien HomöopathInnen. Ich freue mich, berichten zu können, daß dieses Mittel mir im vergangenen Jahr in mehreren Fällen gute Dienste geleistet hat, und somit einige der Symptome klinisch verifiziert werden konnten. Ich bete und hoffe, daß es der homöopathischen Welt bei ihrer Aufgabe, der Wiederherstellung der Gesundheit, dienlich sein wird.

Jeremy Sherr, 1992

* Daraus wurde das Buch: „Die homöopathische Arzneimittelprüfung. Dynamik und Methode“
Fagus-Verlag, Rösrath 1998

Vorwort zu der Arzneimittelprüfung von Hydrogenium durch Jeremy Sherr und seine Prüfergruppe

David Rawson, MA, FRSH

Am Anfang war der Wasserstoff; oder zumindest seine subatomaren Vorläufer, laut der modernen Kosmologie und den Vertretern der Urknalltheorie als Schöpfung des Universums.

Es überrascht daher, daß dieses primäre Element, mit dem Mendelejews Periodensystem beginnt, nicht in der homöopathischen Materia medica vertreten ist, wie sehr man auch danach sucht. Aus diesem Grund heißen wir diese neue Arzneimittelprüfung von Jeremy Sherr auf der homöopathischen Bühne willkommen.

Der Wasserstoff war das erste Element, das sich aus der vorher existierenden „kosmischen Suppe" gebildet hat. Dieser Tatsache kommt eine zweifache Rolle oder Bedeutung zu.

Als erstes Element ist er ein Verbindungsglied zur „Zeit die vorher war", wie der Kalahari-Buschmann in dem von Laurens van der Post vielzitierten Satz sagt.

Als erstes Element kann er auch als der „Prototyp des Musters" angesehen werden, am Anfang des Periodensystems. Er war das erste Element, das sich mit einem eigenen Muster gebildet hat, und zwar einem positiv geladenen Proton als Nukleus, umgeben von einer negativ geladenen Elektronenwolke. Diese starke Vereinfachung in der Sprache der modernen subatomaren Physik soll uns hier genügen.

Ein weiterer Aspekt der zweifachen Bedeutung von Wasserstoff wird anhand seiner chemischen Verbindung mit anderen Elementen sichtbar. Einerseits kann er als „Akzeptor" handeln, indem er ein Elektron von einem Element wie Natrium oder Lithium erhält und so ein Metallhydrid bildet. Andererseits kann er als „Spender"-Element wirken und ein Elektron abgeben, um Flußsäure (Wasserstoff-Fluorid) mit dem Element Fluor zu bilden. Noch wichtiger für uns alle aber ist seine Bildung von Wasser in Verbindung mit dem Element Sauerstoff - ohne Wasser wäre die Existenz in der Biosphäre, wie wir sie kennen, generell unmöglich.

Die Fähigkeit, in zwei Richtungen zu blicken, verleiht dem Wasserstoff beinahe eine Art Januskopf - diese römische Gottheit wird durch ein Gesicht dargestellt, das in zwei Richtungen schaut.

Zusammenfassend können wir daher Wasserstoff als „Erstgeborenen" ansehen, insofern als er die Eigenschaften positiv und negativ sowie ein Muster oder eine Struktur besitzt.

Es ist lohnend zu sehen, wie einige dieser Aspekte in der neuen Arzneimittelprüfung Gestalt annehmen.

Anhand des Prüfungssymptoms: „Ich fühlte mich in der Gegenwart von reiner Energie ..."; könnten wir vielleicht vermuten, daß das allererste Wasserstoffelement, das gebildet wurde, „sich der reinen Energie erinnerte", aus der es kam, allerdings isoliert und allein, zumal sich all die anderen Elemente im Periodensystem erst noch bilden sollten. In diesem Zusammenhang ist erwähnenswert, daß Moleküle in der Tat ein Gedächtnis besitzen können - wie die moderne Forschung nachgewiesen hat - so daß das oben Gesagte, keine bloße Vermutung ist.

Dies kommt noch einmal in dem Symptom zum Ausdruck: „Ich spüre, daß ich mich in einen anderen Bewußtseinszustand bewegt habe, und daß es hier keine Hinweisschilder oder Orientierungshilfen gibt - ein wenig, als sei man im All verloren."

Walt Whitmans Gedicht „Towards the Unknown Region" trifft genau diesen Aspekt, wenn er schreibt: „... wo weder Grund ist für die Füße, noch Landkarte, kein Führer, noch irgendein Laut zu hören."

In einem Aspekt erzeugt die Prüfung eine Ähnlichkeit mit dem Geburtsvorgang: „ein Gefühl, abwärts gezogen zu werden", so wie der Wasserstoff die Muster aller anderen Elemente im Periodensystem geboren hat.

Abschließend ist es vielleicht angebracht, diese neue Arzneimittelprüfung im Licht des vielleicht seltensten und unbekanntesten Aspektes von Wasserstoff zu sehen.

Dies ist seine buchstäbliche „Dreieinigkeit". Damit ist hier nichts Mystisches gemeint, sondern es ist eine einfache Tatsache der Beziehung der drei verschiedenen Formen (Isotope) von Wasserstoff.

Wasserstoff ist eigentlich nicht eins, sondern drei, was seine Isotope (mögliche Zusammensetzungen des Kerns bei gleichem Atomgewicht) betrifft. In der Reihenfolge der Häufigkeit gibt es 'normalen' Wasserstoff oder Protium (^{1}H), dann 'schweren' Wasserstoff oder Deuterium (^{2}H) und Tritium, das schwerste Isotop des Wasserstoffs (^{3}H), das erste radioaktive Isotop, das eine schwache Beta-Strahlung aussendet.

„Der wiedergeborene Prometheus" ist vielleicht die passendste Beschreibung von Tritium, wenn man an den griechischen Mythos von Prometheus denkt, der Feuer aus dem Himmel stahl und von den Göttern für diese Heldentat mit ewigem Leiden bestraft wurde.

Der Fusionsreaktor kann, wenn jemals ein stabiler Torus entwickelt wird, eine Energiequelle ergeben, die (nahezu) frei von Verunreinigung ist. Aber sein militärisches Pendant, die Wasserstoffbombe, hat die natürlichen Tritiumkonzentrationen, die vorher in der Biosphäre existiert haben, irreversibel verändert.

Vor den ersten Testreihen thermonuklearer Experimente, die 1954 im Pazifik stattfanden, lagen die natürlichen Tritiumkonzentrationen im Wasser bei 0 - 10 Tritium-Einheiten, allgemein als T.U. bekannt. Hier ist es interessant zu bemerken, daß ein makroskopisches Ereignis aus einem mikroskopischen entsteht. Denn 1 T.U. entspricht einer homöopathischen Verdünnung von C 9 oder 10^{-18} und produziert 7,2 Kernspaltungen pro Minute pro Liter Wasser.

Nach diesen Experimenten, in denen Millionen von Tritiumcuries in die Troposphäre injiziert wurden, stieg der Tritiumgehalt im kontinentalen Niederschlag in Westeuropa auf etwa 6000 T.U. und in Meeresklimazonen lag er bei etwa 2000 T.U.; der Unterschied ist zurückzuführen auf den Verdünnungseffekt des Meeres. 'Reinen' Wasserstoff kann man jetzt nur noch aus Wein erhalten, der vor 1954 hergestellt wurde.

Der Mensch hat das feurige Element aus dem Wasser gelöst, aber dies wird nicht durch das Wasser selbst gelöscht.

Aus den oben genannten Gründen ist diese neue Prüfung von Hydrogenium wichtig, da J. Sherr und sein Prüferteam das moderne Hydrogenium mit seinem erhöhten Tritiumgehalt geprüft haben.

Anders als viele vor ihm hat J.Sherr seinen Blick weder auf die „Vergangenheit" noch auf die „Zukunft", sondern eindeutig auf die „Gegenwart" der Homöopathie gerichtet. Damit hat er gute Chancen, das Leiden des Prometheus etwas zu lindern.

Wenn er uns in Zukunft moderne Prüfungen von Kohlenstoff (mit seinem heutigen Anteil von ^{14}C - wie Wasserstoff mit seinem modernen Tritiumgehalt) und vielen weiteren Elementen wie Sauerstoff und Stickstoff bescheren wird, um die in der Materia medica zum Teil nur spärlichen Prüfungen zu erweitern, so kann damit die Basis für eine neue und lebendige homöopathische Arzneimittellehre geschaffen werden - eine wiedergeborene Wesenheit mit neuer Hoffnung für die Zukunft.

Hydrogenium - die Substanz

Das Element Wasserstoff ist ein unsichtbares und extrem leicht brennbares Gas. Sein Symbol ist H und seine Ordnungszahl ist Eins. Wasserstoff war das erste physikalische Element der Schöpfung, und es ist das erste Element des Periodensystems. Es hat die einfachste atomare Struktur aller Elemente, da es aus einem einzelnen Proton und einem einzelnen Elektron besteht.

Der Name Hydrogenium entstammt dem Griechischen „hydro“ = Wasser und „genes“ = bildend und wurde 1782 von Lavoisier vorgeschlagen. Wegen seiner brennbaren Eigenschaften wurde auch die Bezeichnung „Pyrogen“ [= Feuerstoff] angeregt. Im 16. Jahrhundert sammelte Paracelsus Wasserstoff als brennbares Gas, erkannte es aber nicht als Element. Das Gas wurde zuerst von Henry Cavendish im Jahre 1766 als Element entdeckt, und er nannte es „brennbare Luft“.

Wasserstoff ist das im Universum am stärksten vertretene Element. Man schätzt, daß Wasserstoff über 90% aller Atome und 3/4 der Masse des Universums ausmacht. Alle schwereren Elemente waren aus Wasserstoff und Helium zusammengesetzt und sind es noch. Wasserstoff ist durch die Proton-Proton Reaktionen (Fusionen), die in der Sonne stattfinden, unsere Hauptenergiequelle. Die extrem hohen Temperaturen ermöglichen die nukleare Fusion von Wasserstoffatomen mit dem Ergebnis, daß kolossale Energiemassen freigesetzt werden. Eine der vorgeschlagenen Formeln lautet $4H \rightarrow He + 2e + \text{Energie}$.

Wasserstoff bildet etwa 0,76% der Erdkruste und rangiert an neunter Stelle in der Reihenfolge der Elementenhäufigkeit auf der Erde.

Der wichtigste natürlich vorkommende Bestandteil von Wasserstoff ist Wasser, der Grundstoff, aus dem das Element entspringt. Freier Wasserstoff ist eine Komponente von aus Vulkanen ausgestoßenen Gasen. Allerdings besteht die Erdatmosphäre zu weniger als einem Millionstel aus Wasserstoff, weil das Gas ständig in das Weltall diffundiert.

Man nimmt an, freier Wasserstoff sei ein Hauptbestandteil des Planeten Jupiter und im Innern des Planeten sei der Druck so groß, daß sich flüssiger molekularer Wasserstoff in flüssigen metallischen Wasserstoff verwandelt. Es sind einige, zum Teil erfolgreiche, Versuche durchgeführt worden, im Laboratorium unter enormem Druck festen metallischen Wasserstoff herzustellen.

Eigenschaften

Unter normalen Umständen ist Wasserstoff ein farbloses, geruchs- und geschmackloses Gas. Seine Dichte liegt unter jedem anderen chemischen Stoff. Wegen seiner niedrigen molekularen Masse und der schwachen intermolekularen Kräfte schmilzt und siedet er bei sehr tiefen Temperaturen. Die Schmelztemperatur von Wasserstoff liegt bei -259°C und die Siedetemperatur bei -252°C. Gasförmiger Wasserstoff hat den höchsten Diffusionskoeffizienten aller Gase. Er diffundiert durch Ton, Gummi und sogar manche Metalle. Die Diffusion von Wasserstoff durch eine Palladiumröhre ist eine gebräuchliche Methode, um das Gas zu reinigen.

Chemie

Formal wird Wasserstoff wegen seiner Elektronen-Konfiguration und seiner chemischen Eigenschaften der Gruppe 1A des Periodensystems zugeordnet, aber es könnte auch in der Gruppe 7B stehen, da es ein Elektron weniger besitzt als das folgende Edelgas Helium. In anderer Hinsicht wieder gehört es zur Gruppe 4B, wegen einer halbvollen äußeren Schale, die kovalente Bindungen eingeht und ein Nichtmetall ist. Allerdings gibt es Argumente gegen all diese Konzepte, da Wasserstoff keinem anderen Element ähnelt. Es sollte als einzigartig angesehen werden und in keine der Gruppen des Periodensystems eingeordnet sein. Weil es in seiner äußeren Schale nur ein

Elektron besitzt, kann Wasserstoff auf dreierlei Art Bindungen eingehen, was in jedem Fall zu einer vollständigen (oder leeren) äußeren Schale führt.
1. Verlust eines Elektrons, um ein Kation, H^+ oder Proton zu bilden.
2. Gewinn eines Elektrons, um das Anion, H^- oder Hydrid-Ion zu bilden.
3. Teilen seines Elektrons mit einem anderen Atom, um eine einzelne kovalente Bindung zu bilden.

Am weitaus häufigsten sind die kovalenten Wasserstoffverbindungen wie bei Methan (CH_4), Ammonium (NH_3) und Schwefelwasserstoff (H_2S). Wasserstoff brennt an der Luft und reagiert explosiv mit Sauerstoff. Das Produkt der Reaktion ist Wasser. $2H_2 + O_2 \rightarrow 2H_2O$.

Isotope

Das normale Isotop im Wasserstoff ist ^1H, bekannt als Protium. 1932 wurde das stabile natürliche Isotop, schwerer Wasserstoff oder Deuterium (^2H oder D) produziert, das in seinem Kern zusätzlich ein Neutron besitzt. 1935 wurde ein drittes Isotop synthetisiert, Tritium oder ^3H, das zwei Neutronen besitzt. Tritium (T) ist radioaktiv und zerfällt zu Helium. Das natürliche Verhältnis von Protium zu Deuterium beträgt etwa 6000 zu 1, und Tritium kommt in sehr viel kleineren Mengen vor. Die Mischung dieser drei nennt man Wasserstoff, H, und sein Elektronen-Aufbau ist $1S^1$. Wegen ihrer identischen Elektronen-Konfigurationen sind die chemischen Eigenschaften der drei Isotope gleich, aber wegen der unterschiedlichen Masse ist die Reaktionsrate verschieden. Deuterium wird verwendet, um schweres Wasser herzustellen, wie es in Uranreaktoren verwendet wird.

Herstellung

Wasserstoff wird gewöhnlich im Labor durch die Wirkung von verdünnten Säuren auf Metalle gewonnen:
$Zn + 2HCI \rightarrow ZNCI_2 + H_2$.
Eine andere Methode ist die Elektrolyse von Wasser. Kommerziell wird er aus natürlichen Gasen hergestellt, CH_4 (Methan), oder er entsteht als Nebenprodukt beim Brechen von Kohlenwasserstoffen.

Verwendung in der Industrie

Bis zum zwanzigsten Jahrhundert benötigte man Wasserstoff nur in geringen Mengen. Das Gas wurde als Bestandteil von Stadtgas, als Treibstoff für Ballons und als Wasserstoff-Sauerstoff-Gemisch (Knallgas) für Lötlampen zum Schweißen verwendet.

Heute werden enorme Mengen für folgende Prozesse verbraucht: Die synthetische Herstellung von Ammonium, Düngemitteln und Salpetersäure; in der Herstellung von organischen Zusammensetzungen wie Margarine und Erdnußöl durch Hydrierung der Öle; als Raketentreibstoff mit Sauerstoff; um Salzsäure (HCl) herzustellen; bei der Extraktion bestimmter Metalle von ihren Oxiden, wie Wolfram; bei der Herstellung von Lösungsmitteln und Kunststoffen; bei Kälteversuchen (Kryotechnik) und Untersuchungen von Supraleitfähigkeit, weil der Schmelzpunkt nur wenige Grad über dem absoluten Nullpunkt liegt.

Pharmazeutische Herstellung

Das Arzneimittel „Hydrogenium“ wurde folgendermaßen hergestellt:
Einige Zinkspäne wurden in einen großen konischen Kolben gegeben und 50%ige Salzsäure

hinzugefügt, um das Metall zu bedecken.

Ein Glasrohr aus dem Korkverschluß wurde in ein Bad mit Aqua destillata geführt, das Gas drang in Blasen durch das Rohr und wurde in einem Gasbehälter aufgefangen.

Dem gesammelten Gas wurden etwa 20 ml 50%igen Alkohols hinzugefügt und der Gasbehälter fünf Minuten lang sachte geschwenkt, um den Wasserstoff aufzulösen und die Urtinktur herzustellen.

Die Löslichkeit bei 20°C beträgt 0,01819 ml Gas in 1 ml Lösung.

Diese Lösung stellte den Ausgangspunkt dar, sie wurde in ein Reagenzglas gegossen und nach dem normalen Verfahren verschüttelt. Da die Urtinktur bereits beinahe eine C1 Potenz ist, wurde ein
Tropfen davon 99 Tropfen 90%igen Alkohols beigefügt und verschüttelt. Dieses Glas erhielt das Etikett „C2“. Das Potenzierungsverfahren wurde von Hand fortgesetzt, mit 40 Schüttelschlägen bei jedem Potenzschritt.

John Morgan
Helios Pharmacy
97 Camden Road
Tunbridge Wells, Kent TN1 2QR, U.K.
Tel.: +44-0892-536393 Fax.: 546850

Auszug aus einem Artikel über kalte Kernfusion

(eine wissenschaftliche Behauptung, die eine Woche vor Beginn der Arzneimittelprüfung im Februar 1989 aufgestellt und wenige Wochen später widerlegt wurde)

Der britische Wissenschaftler am Zentrum ... , der behauptet, eine neue, potentiell unerschöpfliche Energiequelle entdeckt zu haben, gab sich gestern 'sehr zuversichtlich', seine Behauptung in den kommenden 12 Wochen untermauern zu können.
Bei Experimenten an der Universität von Utah mit Professor Stanley Pons behauptet Prof. Martin Fleischmann eine Methode gefunden zu haben, mit der eine Kernfusion in einem kleinen Glasreaktionsgefäß ausgelöst werden könne. Der Behälter berge zwei Metallelektroden und 'schweres Wasser', das Deuterium, ein Isotop von Wasserstoff, enthält. Durch den Reaktionsbehälter wurden bis zu zwanzig Watt Energie erzeugt, ein Vielfaches der Energiemenge, die hineingesteckt wurde. Professor Fleischmann stellt fest, daß sich die zusätzliche Energie nur durch Kernfusionsreaktionen erklären läßt.
Die Testreihen werden unter Geheimhaltung in Harwell ... durchgeführt. Der etwa milchflaschengroße Behälter ist von Paraffinwachs und Beton umschlossen - um die Wissenschaftler vor entweichenden Neutronen, ein Ergebnis der Fusionsreaktionen, zu schützen. Wissenschaftlerkollegen haben jedoch seine Behauptung und die Art der Veröffentlichung kritisiert. Prof. Fleischmann sagte: „Ich glaube, daß wir vor Ablauf von drei Monaten Antworten vorlegen müssen. Im Moment bin ich sehr zuversichtlich, was die Wiederholungsmöglichkeit des Experimentes angeht. Die Skepsis der Menschen ist meiner Meinung nach vollkommen gerechtfertigt, weil dies so außerordentlich ist, aber mit meinen Kollegen in den Vereinigten Staaten haben wir einen Punkt erreicht, an dem keine andere Erklärung möglich ist, außer daß eine Art von Fusion erzeugt wird.“

Chronologische Reihenfolge der Symptome

Dies ist die erste Arzneimittelprüfung, bei der ich für die Anordnung und Analyse der Informationen ein Computerprogramm verwendet habe. Es hat mir die alphabetische Anordnung der Symptome erleichtert. Außerdem ist dadurch eine multidimensionale Materia Medica entstanden, in der sich die Daten ohne weiteres nach Thema, Prüfer, Potenz, Chronologie usw. analysieren lassen, so daß wir ihr vielerlei nützliche Informationen entnehmen können.
Jedes Symptom ist mit der Zeitangabe seines Auftretens versehen, gerechnet ab der ersten Dosis, die Symptome hervorgerufen hat. Diese Zeitangabe ist folgendermaßen verschlüsselt: TT:SS:MM (TT=Tage; SS=Stunden; MM=Minuten).
Der erste Tag ist 00. So bedeutet zum Beispiel „03:11:15“, daß das Symbol vier Tage, elf Stunden und fünfzehn Minuten nach Beginn der Arzneimittelprüfung aufgetreten ist. Wenn die Zeit irrelevant oder unklar war, wurde „XX“ angegeben. Symptome, die viele Wochen nach Prüfungsbeginn auftraten, wurden mit der Zeitangabe „100:XX:XX“ versehen.

Liste der Prüfer

Die Dosis für alle Prüfer bestand aus maximal 6 Gaben, 3 mal täglich über 2 Tage. Sie hörten mit der Einnahme auf, sobald Symptome auftraten. Die Nummern sind die während der Prüfung für die Prüfer verwendeten Schlüssel. In den meisten Fällen genügten ein oder zwei Dosen.

Prüfer Nr. 02	-	weiblich	-	Hydrogenium	C6
Prüfer Nr. 04	-	weiblich	-	Hydrogenium	C12
Prüfer Nr. 06	-	weiblich	-	Hydrogenium	C12
Prüfer Nr. 08	-	weiblich	-	Hydrogenium	C15
Prüfer Nr.10	-	weiblich	-	Hydrogenium	C200
Prüfer Nr. 12	-	weiblich	-	Hydrogenium	C6
Prüfer Nr. 14	-	weiblich	-	Hydrogenium	C15
Prüfer Nr. 16	-	weiblich	-	Hydrogenium	C30
Prüfer Nr. 18	-	weiblich	-	Hydrogenium	C200
Prüfer Nr. 20	-	männlich	-	Placebo	
Prüfer Nr. 22	-	männlich	-	Hydrogenium	C12
Prüfer Nr. 24	-	männlich	-	Hydrogenium	C30
Prüfer Nr. 28	-	weiblich	-	Hydrogenium	C200
Prüfer Nr. 30	-	männlich	-	Placebo	
Prüfer Nr. 32	-	männlich	-	Hydrogenium	C9
Prüfer Nr. 34	-	weiblich	-	Hydrogenium	C12
Prüfer Nr. 38	-	männlich	-	Hydrogenium	C200
Prüfer Nr. 40	-	weiblich	-	Placebo	

Die Prüfung

Gemüt - Empfindungen

Mir dämmerte, daß es war, als gebe es eine Verschiebung im Universum.
12, C6, 07:XX:XX

Ich kann aufrichtig sagen, daß ich nie wieder so sein werde wie vorher - ein wenig, wie wenn man ein Kind bekommt. Erstaunlich, meine ganze Wahrnehmung scheint sich um ein Grad verändert zu haben, und das macht alles anders.
08, C30, 100:XX:XX

Alles fühlt sich leichter und klarer an.
38, C200, 07:XX:XX

Fühle mich abgehoben/ geistig weggetreten, angeheitert/ benebelt.
28, C200, 00:03:45

Fühle mich geistig weggetreten.
12, C6, 00:00:10

Gefühl als sei ich der Wirklichkeit entrückt.
24, C30, 02:XX:XX

Fühle mich taub und geistig weggetreten.
04, C12, 36:XX:XX

Ich fühlte mich etwas 'high', der Wirklichkeit entrückt, dabei aber sehr wach, klar und ruhig. Die Farbe des Himmels, das Licht, das Singen der Vögel, die Blumen, all das war mir sehr bewußt - wie eine idyllische Hirtenszene. Ein Gefühl von Euphorie, geistig kühl, luftig und leicht.
28, C200, 00:04:XX

Begann mich weggetreten zu fühlen - fühlte mich 'high', wach, zentriert und entspannt - gleichzeitig flaues Gefühl im Magen.
32, C9, 01:XX:XX

Ich fühle mich etwas unwirklich - wie unter Drogen - ein seltsames 'Weggetretensein'. Mein Oberkopf fühlt sich sehr klar an - Sicht und Gehör sind klar und weit reichend, aber von den Nebenhöhlen abwärts fühle ich mich benommen und warm.
08, C30, 00:01:XX

Ich hatte das Gefühl, ich sei verrückt geworden, besessen, hysterisches Lachen, Singen und Gefühl von Unwirklichkeit, wie im Traum, außerhalb des Körpers - als hätte ich den Verstand verloren. Einen Augenblick oben, dann tief unten. Leute fragten, ob ich 'unter Strom stehe'. Nach sieben Stunden am Abend (19.30Uhr) schlug das Gefühl in eine wütende und sehr gereizte Stimmung um mit trockenem pelzigem Mund, Zuckungen des linken Auges, Empfindung eines großen Klumpens im linken Nasenloch und ständigem durchdringendem Kopfschmerz im Zentrum des Schädels.
24, C30, 00:00:45

Als ich nach Hause fuhr, fühlte ich mich eigenartig, als sei ich kaum in meinem Körper. Es ist ein Gefühl, als funktioniere mein Körper automatisch, aber ich bin nicht wirklich da. Während des Fahrens vergaß ich immer wieder, wo ich war. Jetzt fühle ich, daß ich wirklich stärker 'abwesend' bin als sonst, und ich habe ziemliche Angst, den Verstand zu verlieren oder einen Unfall zu verursachen. Ich empfinde meine Verbindung mit der physischen Welt als sehr lose, als sei meine Seele von meinem Körper getrennt. Mir kommen Gedanken, es sei ein wenig wie sterben - nicht unangenehm.
10, C200, 13:02:XX

Sich auf einer sehr tiefen Ebene verlieben.
16, C30, XX:XX:XX

Ich empfand so viel Liebe, daß ich nicht wußte, worauf ich sie richten sollte. Es ist wie ein anderer Bewußtseinszustand. Niemand kann nahe kommen, und es macht mir Angst.
16, C30, 25:XX:XX

Ich fühlte mich in der Gegenwart einer vollkommen reinen Energie, als begegne ich Gott und fühle mich seiner völlig unwürdig, oder als begegne ich einem Geliebten und fühle mich seiner nicht würdig - ich erkenne

alle Fehler eines ganzen Lebens. Diese reine Energie war einige Zeit da und beschützte mich. Ich habe das Gefühl, dieses Einswerden hat mich von der Symptomatik von mehreren Leben gereinigt. Die Vereinigung mit dieser Energie war, als hätte sich eine männliche Energie mit mir sexuell vereinigt, aber ohne Verlangen, Lust oder Schmerz. Dieses Einswerden mit der männlichen Energie dauerte einige Tage an. - Ich bin es nicht gewöhnt, mich als Mann zu sehen. Am Morgen nach der Einswerdung mit der höheren Präsenz kollabierte ich in einer Gefühlsschwemme. All mein Kummer und Schmerzen kamen heraus. Ich lag zusammengekrümmt am Boden und verfiel in einen tiefen Zustand von Katharsis. Es ist nicht möglich zu beschreiben, wo ich hinging, denn es gibt dafür keine anwendbaren Konzepte. Ich empfand überschwengliche Liebe für die Menschheit und wollte alles weggeben. Mein Verstand wandte sich Buddha zu. Es war, als sähe ich das Gesamtbild anstelle von Bruchstücken. (Diese primären Wirkungen dauerten etwa 28 Tage an und schlugen danach in einen paranoiden Zustand um)
16, 30C, 07:XX:XX

Ich hatte das Gefühl, tiefer in Menschen hineinblicken zu können - hinter die Rollen, die sie spielten.
16, C30, XX:XX:XX

Ein Gefühl von großer Erlösung - Katharsis - mein gesamtes Zeitmaß hat sich seit der Einnahme des Mittels verändert. Sogar meine Arbeit an der Homöopathie hat sich geöffnet - Grenzen sind verschwunden. Habe viele zeitliche Grenzen verloren. Alle möglichen Dinge haben seit gestern ihren Platz gefunden. Fühle mich wunderbar. Jetzt fühle ich mich nicht verlangsamt. Ich hatte es nicht eilig, nahm mir einfach für alles die Zeit, die ich brauchte. Normalerweise hätte ich alle Register gezogen und wäre herumgehetzt. Es spielt keine Rolle, wenn ich zu spät komme.
08, C30, 06:XX:XX

Manchmal denke ich, es sei nicht mehr viel von mir übrig - als hätte ich mich selbst vor langer Zeit zurückgelassen.
16, C30, XX:XX:XX

Verzerrung der Realität - andere Orte erscheinen eine Million Mal wirklicher als die wirkliche Welt. Alles wirkte sehr weit entfernt.
16, C30, 04:XX:XX

Ich habe das Gefühl, ich sei in einen anderen Bewußtseinszustand versetzt und es gäbe keine Wegweiser oder Orientierungshilfen - ein wenig, als habe man sich im All verirrt.
16, C30, 06:XX:XX

Der allgemeine Eindruck ist, daß die Prüferin in eine größere Totalität/Dimension eingetreten ist im Hinblick von Raum und Zeit, wonach alle früheren oder kleineren Totalitäten trivial und fremd wurden. Es entstand ein Konflikt zwischen Wahrnehmung und Wirklichkeit.
16, C30, XX:XX:XX

Gefühl, eine andere Dimension zu besuchen und hierher zurückkommen zu müssen, und danach sei alles wie vorher.
16, C30, 08:XX:XX

Gefühl, als sei ich woanders gewesen, und es ist ein Schock, wieder in meinen Körper zu kommen.
16, C30, 10:XX:XX

Ein Gefühl, als würde ich abwärts gezogen.
24, C30, 03:XX:XX

Ein schwebendes Taubheitsgefühl (Benommenheit) schlug ein mit einer Empfindung, als würde mein Verstand aus dem Kopf abwärts gezogen, wie ein innerer Druck, der in meinem Innern abwärts zog - wie nach einem Schrecken. Unglaubliche Empfindung.
24, C30, 00:XX:45

Inspiration, daß das innere Potential so groß ist und wir eine Möglichkeit haben, ganz zu werden, und plötzlich stürzt es ab in die profane Erkenntnis, daß die physische Welt nie das mögliche Potential erreicht - als

verlöre man einen Traum. Das zieht mich ganz schön herunter.
16, C30, 08:XX:XX

Es gibt im Moment eine hauchdünne Linie zwischen Erleuchtung und Wahnsinn - ein gespaltenes Bewußtsein. Die dunkle Seite ist erschreckend, aber die positive Seite der Prüfung macht das wieder wett. Vermutlich muß man für das Erreichen des Himmels mit einer Fahrt zur Hölle zahlen.
16, C30, XX:XX:XX

Ich empfand vorher eine unglaubliche Klarheit, und jetzt habe ich das Gefühl, es sei vielleicht alles nur eine Illusion gewesen. Ich bin unsicher, weiß nicht mehr, wie es mir geht. Ich erkenne nicht, was passiert. Es ist, als hätte ich einen Schritt in das Unbekannte getan. Ich fühle mich in unbekanntem Gebiet ohne Schutz. Angst ist die größte Einschränkung.
16, C30, 05:XX:XX

In den vergangenen Wochen habe ich viel mehr Selbstüberschätzung erlebt. Die Grenzen des Ego frustrieren mich.
16, C30, XX:XX:XX

Die ganze Umgebung, in der ich bin, fühlt sich jetzt falsch an, als passe mein Leben nicht mehr.
16, C30, 08:XX:XX

Ich habe das Gefühl, die Arzneimittelprüfung vermasselt zu haben, weil ich mich nicht mehr in den Normalzustand schalten kann.
04, C12, 01:08:XX

Deprimiert - als sähe man ein offenes Fenster und könne nicht hindurch gehen.
16, C30, 08:XX:XX

Etwa zwei Monate nach Beginn der Arzneimittelprüfung entwickelte er ein extremes Spektrum von Gemütssymptomen, die er nie zuvor hatte. Darunter waren: schwere Depression mit krassen Stimmungswechseln, „Hoch dann Tief“, mit Suizidneigung, Verlangen, von einem hohen Gebäude zu springen oder die Pulsadern aufzuschneiden, Verwirrung bezüglich der Identität (vor allem in bezug auf Sexualität und Homosexualität), und er wurde religiöser. Er zog aus seinem Elternhaus aus (was ihm vorher nie gelungen war) und schloß sich in einer kleinen Wohnung ein. Dieser Zustand hielt weitere sechs oder sieben Monate an und wurde schließlich mit Phosphorus C200 antidotiert. Vorher hatte er versucht, mit Akupunktur die Wirkung aufzuheben, doch erfolglos.
24, C30, 60:XX:XX

Ich beschäftigte mich sehr intensiv mit Yoga und probierte neue Stellungen aus. Einmal spielte ich am Schluß wie ein Baby mit den Zehen.
08, C30, 00:XX:XX

Verbrachte den Nachmittag damit, Schränke und Schubladen aufzuräumen.
10, C200, 21:XX:XX

Fühle mich positiv beim Erwachen. Verlangen, das Haus umzuräumen.
10, C200, 09:20:XX

Habe aufgehört zu planen und Listen zu erstellen, was ich normalerweise tue. Ich habe ständig alles organisiert. (Heilwirkung)
08, C30, 09:XX:XX

Beschloß, den Küchenfußboden zu putzen und zum ersten Mal meine Sachen in das neue Arbeitszimmer zu räumen - beides ungewöhnlich.
02, C6, 00:03:XX

Ich dachte, ich werde weit fortgehen müssen.
16, C30, 25:XX:XX

Zog aus dem Elternhaus aus.
24, C30, XX:XX:XX

Drei Monate nach Beginn der Arzneimittelprüfung zog die Prüferin um.
04, C12, XX:XX:XX

Überwältigendes Verlangen, auf dem Land zu sein.
28, C200, 84:XX:XX

Gemüt - Intellekt

Verwirrung - ich fühle mich völlig durcheinander.
16, C30, XX:XX:XX

Ihre Schrift erschien ihr wirr/unordentlich.
18, C200, 01:01:XX

Fühle mich schmuddelig, selbst nach einer Dusche.
16, C30, 02:XX:XX

Ungeschickt und warf Dinge häufiger um als sonst.
10, C200, 13:XX:XX

Schnitt mir in den Finger und verletzte den Fingernagel am Kofferraum des Wagens.
08, C30, 01:11:XX

Anfällig für Unfälle bei der Arbeit - Roboter ergriff seine Hand, und ich vergaß, ihn abzuschalten.
24, C30, 100:XX:XX

Rammte mir einen Splitter in den Nagel des rechten Mittelfingers.
08, C30, 20:XX:XX

Müde am Morgen - Abneigung gegen Studieren.
18, C200, 01:01:XX

Breche mitten im Satz ab, verliere den Faden, Konzentrationsschwierigkeiten beim Studieren - als tauchten leere Räume in den Gedanken, beim Sprechen und Schreiben auf, so daß ich mit dem, was ich gerade tue, einfach aufhöre.
22, C12, 02:XX:XX

Konzentrationsmangel.
12, C6, 09:XX:XX

Schwierig, mich auf das zu konzentrieren, was ich schreibe. Ich bleibe bei etwas stecken und habe Schwierigkeiten, zum Nächsten überzugehen.
32, C9, 01:03:45

Ich konnte mich bei der Arbeit nicht konzentrieren.
24, C30, 06:XX:XX

Gefühl, als hätte ich keinen Verstand, keine Konzentration. Kann nicht länger als fünf Minuten lesen, und nichts ergibt einen Sinn.
16, C30, 06:XX:XX

Konzentrationsmangel. Ich will allein sein. Habe keine Lust, bei Kopfschmerzen viel zu reden oder mich zu bewegen. Kein Enthusiasmus für irgendetwas.
12, C6, 04:XX:XX

Konzentration schlecht, beim Lesen nachts.
12, C6, 02:07:XX

Konzentrationsschwierigkeiten während einer Prüfung, geriet durcheinander. Merkte, daß ich eine Frage beantwortete, indem ich eine Sache nachschlug, aber schrieb es auf, als sei es etwas anderes. Totale Verwirrung.
02, C6, 123:XX:XX

Mein Kopf fühlt sich an, als sei er voll von verwirrten, unzusammenhängenden, durcheinander geratenen Gedanken. Ich muß mich sehr anstrengen, um meine Gedanken zusammenzureißen.
10, C200, 09:XX:XX

Fühle mich sehr gelassen, zu entspannt, kein Antrieb zu arbeiten, leicht abgelenkt. Fühle mich nicht so klar im Kopf wie sonst.
02, C6, 87:XX:XX

Durcheinander und vergeßlich. Verlor jedes Vertrauen, da ich mich anscheinend an Dinge nicht erinnern kann. Ich habe entdeckt, daß ich einen dummen Fehler, einen schwerwiegenden Fehler gemacht habe, was mich wirklich aufgeregt hat. Ich wollte weinen. Ich kann offenbar meine Gedanken überhaupt nicht konzentrieren. Schreibfehler.
10, C200, 13:XX:XX

Schwierigkeiten, schnelle Entscheidungen zu treffen und bin leicht verwirrt, wenn ich eine Auswahl habe.
08, C30, 02:XX:XX

„Oh Gott, was soll ich tun? Wohin läuft das von hier aus? Welchen Weg soll ich gehen? Gefühl, daß ich durchdrehe.“ Emotionale Verwirrung. Versuche, einen Weg zu finden, um glücklich zu sein, aber meiner Handlungen unsicher.
24, C30, 100:XX:XX

Unentschlossenheit darüber, was sie mit ihrem Leben anfangen soll.
14, C15, 04:XX:XX

Viel mehr auf Einzelheiten gerichtete Konzentration bei allem, was ich tue. Kann nicht an mehr als eine Sache gleichzeitig denken. Innerer Monolog sehr still - verbunden mit Verlangsamung.
08, C30, 04:XX:XX

Konzentration besser - entspannte Haltung gegenüber der Arbeit, die ich tun muß. (Heilwirkung)
12, C6, 02:XX:XX

Konzentration besser. (Heilwirkung)
38, C200, 08:XX:XX

Effizienter als sonst. Bereit, zwischendurch kleine Arbeiten zu erledigen. (Heilwirkung)
38, C200, 08:XX:XX

Fühlte mich abends und nachts wach und geistig aktiv.
38, C200, 06:08:XX

Geistesabwesend und vergeßlich.
28, C200, 59:XX:XX

Sehr vergeßlich - vergißt periphere Dinge.
08, C30, 47:XX:XX

Beim Sprechen fallen mir alltägliche Worte wie „Tisch“ nicht ein. Es ist beinahe, als seien die Gedanken zu schnell, um sie in Worte umzusetzen (beim Sprechen).
34, C12, 09:XX:XX

Ließ den Hund sechs Stunden lang im Wagen. Vergesse Dinge von einem Augenblick zum andern. Kann nichts im Kopf behalten.
10, C200, 12:XX:XX

Vergißt, was er gerade tun wollte.
38, C200, 14:XX:XX

Neigung, Dinge zu verlieren, und machte mir Vorwürfe. Suchte wie verrückt danach. Riß die Tüte eines Freundes auf, um Papier zu finden, und es war mir egal, wenn die Tüte riß.
22, C12, 04:XX:XX

Mühe, die richtigen Worte zu finden und meinen Geisteszustand zu erklären.
12, C6, 03:XX:XX

Gedächtnis besser.
38, C200, 08:XX:XX

Verwechselt links und rechts.
32, C9, 00:00:30

Verwechselt links und rechts
10, C200, 09:XX:XX

Fehler: zeichnet rechtsseitige Kopfschmerzen auf der linken Seite und umgekehrt.
02, C6, 01:XX:XX

Prüfer und Supervisor stellen einen Konflikt bezüglich der Seiten der Symptome fest. Mögliche Verwirrung von rechter und linker Seite.
12, C6, 01:XX:XX

Verwirrung in bezug auf links und rechts. Konnte mich nicht erinnern, auf welcher Straßenseite ich fahren mußte und fuhr auf die falsche Seite.
12, C6, 10:XX:XX

Fehler beim Schreiben von Zahlen - 4646 anstelle von 6464 - und ließ beim Buchstabieren von Wörtern Buchstaben aus.
12, C6, 10:07:30

Statt zu schreiben „I don't feel need to“, schreibt sie „I don't need feel to“ - vertauscht beim Schreiben die Wortstellung.
02, C6, 03:XX:XX

Ich mache Fehler beim Schreiben: z.B. „white“ anstelle von „right“.
34, C12, 01:11:30

Fehler beim Schreiben; lasse Buchstaben aus, verwechsle Buchstaben usw.
34, C12, 09:XX:XX

Meine geistigen Prozesse sind langsamer. Schwierigkeiten beim Addieren, Rechnen, die Namen für Dinge finden, nennt die Haustiere bei falschem Namen.
12, C6, 09:XX:XX

Häufige Fehler beim Schreiben und Buchstabieren. Schrieb falsche Wörter und ließ Buchstaben am Ende des Wortes aus.
22, C12, 04:XX:XX

Denken sehr verwirrt und durcheinander. Schreibfehler. Kann mich nicht erinnern, wie man buchstabiert. Ein Freund sagte, ich wirke vergeßlicher und verwirrter.
10, C200, 12:XX:XX

Lasse beim Buchstabieren Buchstaben aus.
16, C30, 09:XX:XX

Schreibfehler: lasse Buchstaben am Anfang eines Wortes aus; schreibe den Anfang eines Wortes und das Ende des nächsten. Es ist, als arbeite das Gehirn schneller als meine Hand, und die Hand versucht aufzuholen, indem sie die Wörter verbindet.
34, C12, 15:XX:XX

Es geht sehr schnell, wenn es passiert. - Man nimmt das Mittel, und es ist schnell, wie Reisen durch die Zeit.
16, C30, 04:XX:XX

Ich kann nicht glauben, daß erst eine Woche vergangen ist, seit ich das Mittel genommen habe. Es erscheint mir wie eine Ewigkeit.
16, C30, 08:XX:XX

Der Zeitsinn erscheint verzerrt.
12, C6, 09:XX:XX

Ich sah auf die Uhr. Ich glaube, es war etwa eine Stunde nach der Uhr. Die Zeit ist anders auf dieser Ebene. Sie vergeht sehr schnell.
16, C30, Brief

Ich betrachtete mein Leben aus einer gewissen Entfernung und dachte, vermutlich blieben mir nur noch etwa dreißig oder vierzig Sommer. Es wirkte wie eine kurze Zeitspanne und sehr unwichtig. Ein Leben ist ein sehr kurzer Zeitraum.
16, C30, 02:XX:XX

Mein ganzes Zeitmaß hat sich seit der Mitteleinnahme geändert. Ich habe viel von den Zeitgrenzen verloren. Ich beeile mich nicht, nehme mir für die Dinge einfach die Zeit, die ich benötige.
08, C30, 06:XX:XX

Es scheint, als seien alle Tage zu einem geworden.
16, C30, XX:XX:XX

Verwirrt in bezug darauf, was wann und wo geschehen ist - was in der Vergangenheit geschehen ist.
24, C30, 100:XX:XX

Ich hatte Schwierigkeiten, das Zeitgefühl zu assimilieren, außerhalb der Zeit, es schien unbeschreiblich. Ich konnte nicht zwischen rückwärts und vorwärts in der Zeit unterscheiden. Fühlte mich in der Zeit steckengeblieben.
16, C30, 10:XX:XX

Als ich das Datum schrieb, mußte ich überlegen: „Ist es Dezember oder März?" Verwirrung und sehr geistesabwesend, besser am Abend.
10, C200, 13:XX:XX

Verwirung bezüglich der Wochentage.
12, C6, 00:00:20

Fühle mich wie ein verkrüppelter alter Mann.
38, C200, 18:XX:XX

Ich will mich überhaupt nicht bewegen - will still und warm sein und den ganzen Tag herumliegen, so muß es sich anfühlen, wenn man alt ist. Ich fühle mich alt.
16, C30, 02:XX:XX

Gemüt - Emotionen

Ich fühlte mich besser, wenn ich schnell fuhr, in Begleitung und mit lauter Musik.
24, C30, 03:XX:XX

Ich hatte das Gefühl, in der Nacht sehr beschäftigt gewesen zu sein.
38, C200, 02:XX:XX

Sauste herum wie ein Elefant im Porzellanladen
22, C12, 04:XX:XX

Ich tue alles schneller - fahre schneller als sonst.
24, C30, 100:XX:XX

Ich wurde dumm und manisch, hetzte herum.
24, C30, 00:XX:XX

Tat am Nachmittag Dinge in Eile.
16, C30, 00:XX:XX
Bei Fieber: Gemüt arbeitet in einer Art verzweifelter Hast - Gefühl von Panik.
22, C12, 05:XX:XX

Weniger Zögern als sonst. (Heilwirkung)
38, C200, 07:08:XX

Laufe langsamer als sonst.
12, C6, 07:XX:XX

Ich bin recht ärgerlich darüber, daß ich mich beeilen muß.
08, C30, 09:XX:XX

Fühle mich obenauf und glücklich, obwohl verlangsamt.
08, C30, 02:XX:XX

Meine allgemeinen Reaktionen sind langsam, und ich empfinde eine Langsamkeit, ein Mangel an Verlangen, Dinge schnell zu tun. Während ich am Telefon sprach, merkte ich nicht, daß mein Gesprächspartner auf eine Antwort wartete, so daß Pausen entstanden.
08, C30, 00:00:45

Hatte das Gefühl, sehr langsam zu arbeiten.
04, C12, 00:XX:XX

Ich arbeitete gleichmäßig den ganzen Tag lang, aber hatte das Gefühl sehr langsam zu sein.
04, C12, 00:XX:XX

Bewege mich langsamer als sonst.
08, C30, 11:XX:XX

War recht glücklich, als ich in dem Wagen eines Freundes fuhr, der langsam und schwer ist, was mich vor der Prüfung verrückt gemacht hatte.
08, C30, 00:XX:XX

Erwartungsspannung mit Gefühl von nahe bevorstehender Veränderung.
28, C200, 02:01:XX

Gefühl von nervöser Erwartungsspannung wie vor einem Zahnarzttermin oder der Aufregung vor einer Urlaubsreise, mit zittrigem Gefühl im Magen.
28, C200, 00:02:00

Anhaltende Gedanken darüber, ob ich das Examen bestehen würde. Versuchte abzuschalten, aber es war schwierig.
18, C200, 24:XX:XX

Fühlte mich müde und etwas ängstlich - ein Gefühl, wie wenn man sich seines Herzschlags bewußt ist.
10, C200, 02:08:XX

Extrem nervös beim Bridgespiel. Begann, am ganzen Körper zu zittern - verlor die Nerven und wettete schlecht.
32, C9, 04:XX:XX

Etwas besorgt.
16, C30, 00:00:30

Ängstliche Besorgnis, weil ich nicht studiere, mit weinerlichem Gefühl.
18, C200, 26:XX:XX

Angst um Geld und Furcht vor Armut.
24, C30, 100:XX:XX

Ausgeprägte Neigung, bei kleinen Dingen, die schief gehen oder kleinen

Entscheidungen, die zu treffen sind, in Panik zu geraten.
08, C30, 00:XX:XX

Weniger nervös gegenüber Fremden. (Heilwirkung)
12, C6, 05:XX:XX

Gewohnte Neigung, Daumen zu beißen und zu reißen viel besser. (Heilwirkung)
12, C6, 19:XX:XX

Stimmung besser abends - fröhlicher und positiver.
16, C30, 02:XX:XX

Fühle mich ziemlich in Hochstimmung und schwungvoll.
02, C6, 00:06:15
Fühlte mich extrem gut, stimmungsmäßig und gesundheitlich beim Erwachen.
04, C12, 03:XX:XX

Fühlte mich beim Erwachen unglaublich glücklich.
02, C6, 07:XX:XX

Ehemann kommentierte, daß die Prüferin heiter war wie seit langem nicht.
12, C6, 01:00:33

Große Erheiterung - sang und scherzte mit den Kindern. Selbst die Wut meines Mannes dämpfte meinen Enthusiasmus nicht.
08, C30, 00:11:50

Fühle mich glücklich und innerlich sprudelnd, während ich im Bett liege.
02, C6, 02:XX:XX

Fühlte mich erheitert.
14, C15, 08:XX:XX

Fühlte mich sehr weinerlich vor meinem Examen und anschließend sehr niedergeschlagen. Wollte in meiner gedrückten Stimmung allein gelassen werden, nicht wie sonst heiter und schwatzend darüber, wie es gelaufen ist. Lehnte es sogar ab, mit den anderen in die Kneipe zu gehen.
02, C6, 122:XX:XX

Verlangen, allein zu sein.
12, C6, XX:XX:XX

Verlangen, allein zu sein.
32, C9, 01:03:45

Gefühl, daß ich mich isolieren möchte - will alleinsein.
12, C6, 27:XX:XX

Gefühl, daß ich mit allem gut klar käme, wenn die Menschen um mich herum mich entweder in Ruhe ließen oder mir konstruktiv helfen würden.
04, C12, 19:XX:XX

Ich habe das Bedürfnis, im Bett zu bleiben, weil ich es nicht ertrage, irgend jemanden zu sehen. Ein sehr starkes Bedürfnis, allein zu sein und nichts zu tun. Habe Abneigung gegen jeden und alles.
10, C200, 09:XX:XX

Abneigung gegen Berührung.
24, C30, 01:XX:XX

Hochgefühl - zu viel gutes Gefühl in meinem Herzen, hatte das Gefühl überzufließen. Wollte mit Familie und Freunden zusammen sein.
16, C30, 20:XX:XX

Fühle mich weinerlich und verletzlich - will jemanden, der die Dinge für mich organisiert. Hatte die Nase voll davon, alles selbst tun zu müssen.
18, C200, 26:XX:XX

Begann über Wege nachzudenken, wie Menschen mir helfen könnten, anstatt ich immer ihnen.
08, C30, 07:XX:XX

Fühle mich hilflos, als müßte ich betreut werden, weil ich das Gefühl habe, nichts tun zu können.
16, C30, 00:00:30

Unsicherheit und Selbstzweifel.
16, C30, XX:XX:XX

Selbstvertrauen verbessert vor und während des Unterrichts [Lehrtätigkeit]. (Heilwirkung)
38, C200, 13:XX:XX

Am Nachmittag (während Vollmond) fühlte ich mich niedergeschlagen und deprimiert, unsicher und verletzlich. Konnte das Arbeitspensum nicht bewältigen und wollte nicht allein sein.
12, C6, 39:XX:XX

Fühlte mich extrem unbehaglich und verlegen, als ich von einem Friseur

angesprochen wurde.
12, C6, 23:XX:XX

In Gruppen verspüre ich nicht das Bedürfnis, mir selbst zu beweisen, daß ich 'in' bin oder zu der Gruppe gehöre und nicht so stark das Bedürfnis nach Selbstbehauptung oder Selbstdarstellung. (Heilwirkung)
02, C6, 40:XX:XX

Gedanken an Tod und Selbstmord.
16, C30, 25:XX:XX

Gedanken an tote Körper verursachten leichtes Übelkeitsgefühl.
10, C200, 00:XX:XX

Das Mittel rief „Gedanken an Formaldehyd und tote Dinge“ hervor.
10, C200, 00:XX:XX

Gedanken an den Tod - dachte zurück an Sezieren von Leichen als Medizinstudentin.
10, C200, 00:XX:XX

Schrieb einen Brief an meinen Sohn, „nach meinem Tod zu öffnen“, weder morbid, noch habe ich eine Todesvorahnung. Es ist etwas, was ich immer tun wollte - eine Art von Auflösung. Weinte, während ich schrieb, von Gefühlen überwältigt.
12, C6, 25:XX:XX

Mir sind einige lächerliche Gedanken bewußt, die mir in den Sinn kommen, unzusammenhängende Sätze wie, ein 13jähriges Mädchen zu töten.
12, C6, 22:XX:XX

Wahnvorstellung - sah schwarze Massen.
24, C30, 100:XX:XX

Ich dachte, ich könnte Energie sehen, die sich in der Luft bewegt. Farben sahen kräftig aus, und alles sah schön aus.
16, C30, 25:XX:XX

Empfindung, größer zu sein.
10, C200, 11:XX:XX

Gedanke oder Vision, ich sei länger oder stärker als ich es bin.
28, C200, 02:01:XX

Empfindung, kleiner zu sein als sonst, während ich Haferbrei kochte.
10, C200, 13:20:XX

Gedanke, ein großes Insekt, eine Heuschrecke, sei auf meinem Hinterkopf, und ich hob meine Hand, um nachzufühlen.
16, C30, 01:XX:XX

Empfindung, etwas krabbele auf meinem Kopf. Untersuchte nach Kopfläusen, fand aber keine.
32, C9, 09:XX:XX

Habe mehr Geduld und Akzeptanz während meiner Periode. Als Wasser von einer überfüllten Badewanne durch die Decke tropfte, saß ich nur da und sah zu, wie es den Fußboden überschwemmte, weil ich die Katze nicht stören wollte, die auf meinem Schoß saß.
12, C6, 27:XX:XX

Fühlte mich entfernt und losgelöst.
32, C9, 04:XX:XX

Fand mich damit ab, daß ich meine Seminararbeit nicht abgeschlossen hatte. (Gerät normalerweise in Panik)
04, C12, 22:XX:XX

Emotional kalt und nicht mitteilsam - mit Wut, empfunden im Bauch.
12, C6, 17:XX:XX

Bei dem Familienfest konnte ich nicht spüren, daß ich dazu gehörte.
12, C6, 34:XX:XX

Fühle mich entfernt und getrennt von Dingen, und sie fühlen sich unwirklich an.
16, C30, 01:XX:XX

Regte den Ehemann auf, indem ich ihm sagte, wie ich über sein Verhalten dachte. Ich fühlte mich seltsam unbeteiligt. Gleichgültig gegenüber meinem Mann. Fühlte mich ein wenig 'tot', unbeteiligt, reagierte nicht richtig - weder auf gute noch auf schlechte Art. War weder böse noch liebevoll noch sonst irgendetwas. Sehr seltsam, als sei ich Zuschauerin und es habe nichts mit mir zu tun. Als sähe ich jemand anderem zu, beinahe so, als sei ich nicht da. Fühlte mich emotional taub und unfähig zu reagieren - als sei ich nicht da. Wie eine lebende Tote, lebendig sein und nicht in der Lage, angemessen zu reagieren. Totale Ablösung.
08, C30, 10:XX:XX

Allgemein benebelt und leer, zusammen mit geschärftem Gehör.
32, C9, 03:XX:XX

Ständig sehr gelangweilt, Depression, muß mich dazu zwingen, mich zu vergnügen. Habe lange nicht mehr gelacht.
24, C30, 100:XX:XX

Gleichgültigkeit, Verzweiflung und Hoffnungslosigkeit - kein Ausweg.
32, C9, 03:XX:XX

Apathisch.
16, C30, 01:XX:XX

Ein Gefühl von Langeweile und Depression um 22.00 Uhr, in Gesellschaft - sehr anstrengend. Ich redete überhaupt nicht, Freunde glaubten, ich sei über irgendetwas sehr aufgebracht.
24, C30, 01:10:XX

Hatte keine Lust, tief zu atmen oder mit irgend jemandem zu reden - fühlte mich abgeschnitten.
12, C6, 01:19:XX

Fühle mich niedergeschlagen, gleichgültig, apathisch, von Dingen getrennt, und es ist mir egal. Tiefes Seufzen mit Gefühl von Resignation. Kann mich nicht dazu aufraffen etwas zu tun.
16, C30, 02:XX:XX

Fühle mich weniger in Hochstimmung, dumpf, bin mit Herumsitzen zufrieden.
32, C9, 03:XX:XX

Wollte am Morgen nicht aus dem Bett, aber fühlte mich besser, nachdem ich aufgestanden war und mich bewegte.
32, C9, 04:XX:XX

Am Morgen fühlte ich mich platt, gedrückt, hatte alles satt und wollte mit geschlossenen Augen im Bett liegen. Wollte nicht im Bett lesen. 18, C200, 01:01:10

Beim Aufstehen am Morgen bin ich sehr wütend und habe schlechte Gefühle mir selbst gegenüber. Gefühl, die Dinge nicht bewältigen zu können. Wozu es erst versuchen? Ich möchte am liebsten aufgeben. Einen Augenblick lang denke ich, ich würde gern sterben.
10, C200, 09:XX:XX

Wie im Traum, nicht da, schwierig klar zu bleiben, während ich nach Hause fahre - nehme sehr bewußt die Elstern wahr, die über die Autobahn fliegen. Besser nach einem kurzen Nickerchen und durch frische Luft bei geöffnetem Fenster. (Gleichzeitig Abszeß am Finger)
02, C6, 54:XX:XX

Am Morgen mußte ich mich auf dem Rücken auf den Fußboden legen - verlor mich selbst für zwanzig Minuten.
18, C200, 04:XX:XX

Ehefrau beobachtete, daß er verträumt wirkte.
32, C9, 02:XX:XX

Während Herzklopfen, extreme Angst - dachte, ich hätte einen Herzanfall. Es versetzte mir einen furchtbaren Schreck.
24, C30, 100:XX:XX

Furcht, empfunden im Magen.
18, C200, 23:XX:XX

Furcht, den Verstand zu verlieren oder sogar zu sterben. Furcht wegen der Arzneimittelprüfung. Gefühl, ich könnte den Wagen kaputtfahren, muß mich also sehr zusammennehmen.
10, C200, 12:XX:XX

Erwartungsspannung, Panik mit kaltem Schweiß auf den Handflächen. Fühle mich emotional sehr verletzlich - wie ein Ei, das gerade zerbrochen ist. Habe Angst, alles mögliche könnte passieren.
16, C30, 05:XX:XX

Geneigt, mich unbeherrscht und gereizt zu fühlen bei anhaltenden Kopfschmerzen.
02, C6, 02:03:30

Gereizt bei Schmerzen.
16, C30, 07:XX:XX

Wachsende Reizbarkeit. Wut unter der Oberfläche, wenn mir etwas auf dem Boden im Weg liegt oder etwas schief geht.
12, C6, 05:00:30

Wurde recht ärgerlich über den Hund, als er nicht in den Fluß wollte, um einen Stock zu holen - also schob ich ihn hinein. Spüre latente Wut. Weiß nicht worüber. Was soll's?
32, C9, 03:XX:XX

Als ich etwas für jemanden tun mußte, war ich gereizt.
16, C30, 08:XX:XX

In dem Moment, in dem ich aufwachte, war ich wütend, hätte am liebsten die Uhr an die Wand geworfen. Hatte keine Lust, mit irgendjemandem zu reden, und verspürte ein Verlangen, gegen die Möbel zu treten - das schien der einzige Weg zu sein, um meiner Wut Luft zu machen.
10, C200, 16:XX:XX

Mein Mann kam aggressiv nach Hause - zunächst war ich darüber sehr wütend und danach deprimiert. Ich habe anscheinend die Schutzmechanismen verloren, die ich im Verlauf der Jahre aufgebaut habe und empfinde alles wie neu.
08, C30, 08:XX:XX

Fühlte mich sehr gereizt beim Zubettgehen. Konnte lange Zeit nicht einschlafen - war wütend und frustriert.
10, C200, 15:XX:XX

Fühle mich gereizt. Fühle mich ausgenutzt mit einem Verlangen, allein gelassen und nicht angesprochen zu werden.
38, C200, 18:XX:XX

Ich bin gereizt durch den starken Essiggeruch.
24, C30, 03:XX:XX

Stürmische und bissige Auseinandersetzung mit Freundin. Streit hielt den ganzen Tag an. Weinte viel - fühle mich allgemein schlecht mit Appetitverlust - Herz hämmerte und herabgesunkenes Gefühl im Abdomen, obwohl ich nicht essen kann.
04, C12, 01:00:30

Eine ziemlich mäkelnde und gereizte Stimmung überkam mich ohne Grund.
04, C12, 25:02:30

Hatte eine Freundin zu Besuch und verlor mittags ihr gegenüber die Beherrschung.
10, C200, 17:XX:XX

Ich brüllte ins Telefon, aber totenstill mit Freunden. Ich dachte: „Warum reden sie? Sie haben nichts zu sagen.“ Ich war sehr sarkastisch.
24, C30, 01:XX:XX

Überrascht, wieviel weniger ich auf meinen Mann reagiere, wenn er wütend ist - ohne das Bedürfnis zu antworten [zurückzuschlagen]. (Heilwirkung)
02, C6, 51:XX:XX

Ich fühle mich schön ausgewogen, mehr in der Lage, im Jetzt zu denken. Bin allgemein zentrierter, weniger gereizt und verwirrt. Kann die Dinge nüchterner betrachten.
28, C200, 00:04:XX (Heilwirkung)
Rückblickend sehe ich, daß ich in den

vergangenen Tagen viel Druck sehr ruhig ausgehalten habe. (Heilwirkung)
02, C6, 12:XX:XX

Obwohl sehr müde, fühle ich mich nicht gereizt oder bissig wie sonst, wenn ich müde bin. (Heilwirkung)
02, C6, 00:13:45

Fühlte mich emotional 'gedehnt' aber ruhig. Irritationen ärgern mich nicht so sehr. Die 'Dehnung' absorbierte die täglichen Irritationen - sie spitzten sich nicht so weit zu, um mich reizbar und verärgert zu machen. (Heilwirkung)
02, C6, 00:14:XX

Lachen - denke an Ballons und sehe sie.
12, C6, 00:00:02

Alles erscheint komisch. Lachte über ernsthafte Dinge.
24, C30, 100:XX:XX

Komische Stimmung am Mittag
24, C30, 02:XX:XX

Die Dinge wirken lächerlich und amüsant, gewöhnliche Dinge wie Vögel. Ich lache über sie. Alles erschien so absurd oder sinnlos.
16, C30, 02:XX:XX

Lachen boshaft und Stimme wirkte leise.
24, C30, 02:XX:XX

Singe den ganzen Morgen, dann lache ich, bis ich weine.
16, C30, 25:XX:XX

Fühle, daß die Dinge, die wir tun, auf verschiedenen Ebenen stattfinden. Manche sind auf höheren und bedeutungsvolleren Ebenen - das wahre Ich - andere sind nur ein triviales Spiel. Lachen über die Absurdität von Ansichten - alles wirkt lächerlich.
16, C30, 09:XX:XX

Versuchte, mit jemandem zu reden, der Angst vor dem Sterben hat, und mußte mir das Lachen verbeißen. Dachte, ich solle lieber mit niemandem reden, für den Fall daß ich lachen müßte.
16, C30, 04:XX:XX

Blödelstimmung um 2.00 Uhr, nicht müde.
24, C30, 01:14:XX

Ertappte mich bei einem Selbstgespräch.
08, C30, 09:XX:XX

Geschwätzig.
16, C30, XX:XX:XX

Fühlte mich gut, obwohl schlecht geschlafen. Schwatzhaft, offen mit Leuten und entspannter.
38, C200, 02:XX:XX

Stimmungsschwankungen von einem Extrem ins andere.
08, C30, 18:XX:XX

Im College waren meine Kommilitonen überrascht zu hören, daß ich meine Meinung sage. Mehrere Leute sagten: „Was ist denn mit dir passiert? Vier Jahre lang hast du nichts gesagt, und jetzt redest du frei und offen“.
16, C30, 10:XX:XX

Ruhig, trübsinnig und introvertiert, mit Kopfschmerzen.
12, C6, 05:06:45

Längst nicht so gesprächig wie sonst - sitze nur und höre zu.
08, C30, 03:XX:XX

Spüre eine Decke von Depression über mir.
08, C30, 09:XX:XX

Habe im Laufe des Morgens eine selbstmitleidige, sehr tränenreiche Depression entwickelt. War unfähig, irgendetwas von diesen Gefühlen mitzuteilen, was zu einer heftigen Auseinandersetzung mit meiner Freundin führte.
04, C12, 30:XX:XX

Fühle mich ein wenig deprimiert und frustriert durch die gegenwärtigen Umstände. Fühle mich als Opfer, das nicht

wertgeschätzt wird.
04, C12, 14:XX:XX

Denkt immer wieder an vergangene unangenehme Ereignisse.
16, C30, XX:XX:XX

Quälende Angst.
16, C30, XX:XX:XX

Nichts erscheint lustig oder freudevoll.
24, C30, 100:XX:XX

Ich fühle mich nicht spielerisch.
32, C9, 04:XX:XX

Habe das Gefühl, das Leben sei eine ernsthafte Angelegenheit. Als ich die Kinder ins Bett brachte, war ich ernst und kompromißlos. Ich wollte, daß sie genau das taten, was ich sagte, andernfalls drohte ich mit Schlägen.
32, C9, 03:XX:XX

Ich habe Angst auszugehen, weil ich meine, Menschen zu erschrecken.
16, C30, XX:XX:XX

Fühlte mich empfindlich gegenüber Kritik - meinte, Leute wollten mir an den Kragen. Hatte das Gefühl, die Leute nähmen keine Notiz von mir armem kleinem Ding - Überreaktionen - aufgebracht und verletzt.
02, C6, XX:XX:XX

Angst, daß jemand versuchte herauszufinden, ob ich zu Hause sei, so daß sie kommen, mich vergewaltigen und umbringen könnten.
16, C30, XX:XX:XX

Paranoides Gefühl mit kaltem Schweiß.
16, C30, XX:XX:XX

Gefühl, ich könne niemandem trauen - 'Paranoia'.
24, C30, 100:XX:XX

Ich empfand Mißtrauen und Paranoia.
16, C30, Brief

Ich habe das Gefühl, die Leute spielten mit mir. Alles ist aus dem Gleichgewicht.
16, C30, XX:XX:XX

Während ich in einem Restaurant saß, fühlte ich mich zunehmend mehr von den Freunden am Tisch abgeschnitten. Ich begann, mich losgelöst und paranoid zu fühlen. Ich fühlte mich von den Leuten nicht gemocht. Sie schienen mich drohend anzusehen. Ich machte mir Sorgen, meine Vorlesung am Nachmittag hätte einen Konflikt, Chaos, Zerstörung ausgelöst, daß meine Freunde unter den Zuhörern mich nicht mehr mochten. Ich nahm einen dumpfen Schmerz im Kreuzbein wahr, wegen dem ich mich vorwärts und rückwärts bewegen wollte. Gleichzeitig erschienen mir die Leute um den Tisch weiter entfernt und kleiner, als sei ich einem Meter vom Tisch abgerückt. Ich fühlte mich sehr unwohl und wollte raus. Ich senkte den Kopf und verließ eilig das Lokal, ohne mich zu verabschieden, war erleichtert fortzukommen (alles sehr ungewöhnlich für mich). Draußen empfand ich Erleichterung, mein Verstand wurde klar, und ich ging allein nach Hause.
22, C12, 04:XX:XX

Ich denke, daß mich niemand mag. Ich fühlte mich verraten und alles spielte verrückt (geriet durcheinander, Wirrwarr).
16, C30, XX:XX:XX

Ich denke, ich sei für Leute gefährlich und sie würden mit mir nicht fertig.
16, C30, XX:XX:XX

Ein Funken von paranoidem Gedanken - „vielleicht werde ich vergiftet."
10, C200, 00:00:00

Gefühl, die Leute wollten mir an den Kragen, abends.
04, C12, 19:XX:XX

Ich war defensiv und wütend. Ich dachte, meine Freundin verstünde mich nicht. Ich mußte mich entschuldigen. Ich fühlte mich verletzlich und von ihr tief getroffen.
16, C30, 05:XX:XX

Beim Einkaufen hatte ich das Gefühl, die

Leute akzeptierten mich nicht als zugehörig zu der Gemeinschaft. Fühlte mich im Laden isoliert. Fühlte mich unannehmbar, 'wie eine abgestempelte Person' - fühlte mich später besser allein.
12, C6, 19:XX:XX

Sehr besorgt, Menschen könnten mich nicht mögen und nicht mit mir umgehen - sie könnten denken, ich sei wahnsinnig. Ich denke, ich bin vielleicht wahnsinnig. Das macht mir Angst.
16, C30, 25:XX:XX

Dachte, jemand hätte zu jemand anders gesagt, ich sei verrückt und gefragt, was deswegen unternommen werden sollte.
16, C30, 25:XX:XX

Empfand den ganzen Tag Mißtrauen. Ängstlich und meiner Verletzlichkeit bewußt. (Forderte meinen Mann auf, auszuziehen, wenn er daran dächte, mich zu betrügen)
12, C6, 06:XX:XX

Fühlte mich von Menschen abgeschnitten und war mißtrauisch.
22, C12, 06:XX:XX

Kein Verlangen, mich zu beeilen oder viel Wirbel zu machen - wie schwanger sein. Fühlte mich recht heiter und glücklich, mit wenig Neigung, auf meiner eigenen Meinung zu beharren.
08, C30, 01:XX:XX

Beinahe den Eindruck, als sei ich schwanger - viele alte Empfindungen und Gefühle aus früheren Schwangerschaften kamen wieder. Als hätte ich eine andere Person in mir. Alle körperlichen Symptome einer Schwangerschaft. Machte einen Schwangerschaftstest.
08, C30, 01:XX:XX

Furcht und Verzweiflung darüber, daß ich schwanger sein könnte - Periode 16 Tage verspätet - fühlte mich den ganzen Tag schrecklich. Zum Verzweifeln.
08, C30, 50:XX:XX

Ich kann aufrichtig sagen, daß ich nie wieder so sein werde wie vorher - ein wenig wie wenn man ein Kind bekommt.
08, C30, 100:XX:XX

Wandte sich dem Christentum zu, woran er vorher nie Interesse gehabt hatte.
24, C30, 100:XX:XX

Redete mit Gott über den Zustand meines Herzens und bat ihn um Heilung.
16, C30, XX:XX:XX

Stark gesteigerte Tendenz zu theoretisieren, philosophieren, vor allem über esoterische Themen.
16, C30, 05:XX:XX

Beim Reden ruhelos, ungeduldig und unwohl, als wolle ich fortgehen.
22, C12, 06:XX:XX

Fühlte eine intensive Ruhelosigkeit, als wolle ich aus mir herausplatzen.
02, C6, 54:XX:XX

Gefühl von intensiver Ruhelosigkeit im Sitzen, mit pochenden Füßen und Übelkeit.
02, C6, 00:13:45

Sehr schwierig, ruhig zu bleiben - ungeduldig.
16, C30, 00:22:50

Meine Sinn scheinen sehr geschärft zu sein.
08, C30, 00:00:45

Geschärfte Sinne - vor allem für Geräusche. Bin mir meiner Umgebung bewußt.
32, C9, 02:XX:XX

Plötzliche Gedanken an Geschlechtsverkehr, während ich mit einem Kind schmuse und alte Lieder höre - sehr lebhaft.
08, C30, 00:00:XX

Sexuelles Verlangen nach Männern (bei einem Mann)
24, C30, 100:XX:XX

Entwickelte eine Abneigung gegen die Vorstellung von Geschlechtsverkehr -

verwirrt in bezug auf sexuelle Angelegenheiten und Identität. Mir wurde bewußt, daß ich bisexuell oder homosexuell sei (bei einem Mann). „Ich will herausfinden, wer ich bin. Das sollte ich mit 23 wissen. Ich wußte es früher. „Was bin ich, sexuell gesehen?“ Sehr verwirrt. Das führte zu suizidaler Depression.
24, C30, 100:XX:XX

Sexuell völlig verschlossen, als meine Freundin mich küßte. Ich hatte das Gefühl, es sei Sünde.
24, C30, 00:08:XX

Gefühle von Verletzlichkeit und Angst, ich sei männlich, sowohl in bezug auf Aussehen als auch Verhalten/Rollen. Hoffe, daß es nicht schlimmer wird. Um dem entgegen zu wirken, habe ich das Feminine unterstrichen. Habe viel Geld für seidene Kleidung ausgegeben und viel Zeit damit verbracht, mich zurechtzumachen, Locken in die Haare zu drehen usw. Leute kommentierten, ich sähe weicher aus, aber ich fühle mich innerlich härter. Ich bin verwirrt, was meine sexuelle Identität angeht. Dies steht im Gegensatz zu meiner früheren Prüfung des Mittels, als den Leuten auffiel, daß mein Damenbart verschwunden und die Brüste gewachsen waren.
12, C6, 30:XX:XX

Ich habe andere Männer unter sexuellen Gesichtspunkten betrachtet.
08, C30, 10:XX:XX

In den vergangenen zehn bis vierzehn Tagen habe ich sehr tiefe Seufzer ausgestoßen. Es fühlt sich an, als müsse der Seufzer tief unten in meine Lungen reichen, so daß es beinahe weh tut.
02, C6, 109:XX:XX

Seufze viel, brauche Luft - Ruhelosigkeit.
02, C6, 54:XX:XX

Seufze viel. Untröstliches Gefühl. Tiefes Seufzen.
16, C30, 01:XX:XX

Wohltätigkeitsgefühl - wollte etwas für jemand anders tun. Ging los und gab eine Menge Geld für Lebensmittel aus, die ich dann alten Leuten brachte.
16, C30, 03:XX:XX

Während der Arzneimittelprüfung entwickelte ich ein wahres Mitgefühl für die Schwächen anderer.
08, C30, 100:XX:XX

Ich fühle mich stärker mit Menschen in Berührung, mitfühlender gegenüber dem Rest der Welt. Habe mehr Verständnis.
08, C30, 14:XX:XX

Während ich mit Freunden sprach fühlte ich mich durch ihre Probleme weniger belastet, fühle mich von Menschen weniger absorbiert, mehr in der Lage, Dinge loszulassen, die mir zu schaffen machen. (Heilwirkung)
28, C200, 00:04:XX

Mehr wohltätig und mitfühlend als sonst.
08, C30, 04:XX:XX

Großzügig in meinen Gefühlen gegenüber meinem Mann.
02, C6, 04:XX:XX

Fühle mich entspannt, wie eine Qualle - keine Knochen in meinem Körper.
16, C30, 00:XX:XX

Nachts fühlte ich mich entspannt und in heiterer Stimmung.
12, C6, 08:XX:XX

Stimmung schlug um 12.45 Uhr in eine friedliche Stimmung um - genau einen Tag und 12 Stunden nach meinem ersten Schub von Hochstimmung.
24, C30, 01:12:45

Bin entspannt und ruhig - viel positiver.
16, C30, 03:XX:XX

Nach der Arzneimittelprüfung fühle ich mich viel friedlicher und entspannter.
32, C9, 100:XX:XX

Fühlte mich in ziemlicher Hochstimmung, vor allem wenn ich die Augen schloß - friedlich.
12, C6, 05:10:XX

Fühle mich allgemein gut. Leute sagen, sie sähe gut aus.
12, C6, XX:XX:XX

Stimmung gehoben durch wunderbares Wetter. Fühlte mich stark, positiv und abenteuerlustig.
04, C12, 32:XX:XX

Zwei Monate nach Beginn der Arzneimittelprüfung fühle ich mich positiver und selbstbewußter als vorher. Beziehung ist zuende gegangen, aber innerlich fühle ich mich stark wie seit langem nicht.
10, C200, 59:XX:XX

Fühlte mich heute morgen gut - Wohlbefinden.
10, C200, 02:01:XX

Kommilitonen kommentierten, ich sähe entspannter aus, geradezu 'strahlend'.
02, C6, 54:XX:XX

Nach der Arzneimittelprüfung fühlte ich mich weniger ungeduldig, eilig und reizbar.
22, C12, 00:XX:XX

Positiver im Verlauf der letzten Woche. Ich fühle mich, als hätte etwas im Innern losgelassen - entspannter. Ich war in der Lage, meine Beziehung loszulassen - das fühlte sich viel besser an. Ich war in der Lage, mehr zu erledigen. Ich fühle mich besser mit mir selbst. Mit meiner Beziehung ist es ein Gefühl, als sei ein innerer Konflikt gelöst worden.
10, C200, 44:XX:XX

Glücklicher, mehr in der Lage, mit negativen Gedanken umzugehen. Gesundheit und Energie allgemein besser.
10, C200, 100:XX:XX

Voller Ruhe, Energie, und ich bin recht zufrieden.
08, C30, 12:XX:XX

Fühlte mich extrem gut gelaunt und gesund beim Erwachen.
04, C12, 03:XX:XX

Fühlte sich klarer und entschlossener in bezug auf ihr Schreiben. Sie hatte das Gefühl, ihr Leben in den Griff zu bekommen.
14, C15, 08:XX:XX

Schwindel

Leichter Schwindel.
16, C30, 01:XX:XX

Schwindelig den ganzen Tag.
24, C30, 02:XX:XX

Schwindelgefühl durch den Kopf nach Einnahme der zweiten Dosis - wie eine Welle, nur einige Sekunden anhaltend.
02, C6, 00:05:45

Schwindelwelle im Kopf, während ich durch ein Zimmer gehe.
02, C6, 02:08:30

Kurzer Schwindelanfall - wie eine Welle, die über den Kopf schlägt, und konzentriert sich an der Stirnmitte, 3 cm im Kopfinnern, bewegt sich nach innen.
02, C6, 12:08:30

Leichtes Schwindelgefühl während der Kopfschmerzen.
18, C200, 01:18:XX

Schwindelgefühl am Morgen, schlimmer beim Bewegen des Kopfes.
10, C200, 06:XX:XX

Übelkeit und Schwindelgefühl.
10, C200, 12:06:XX

Fühlte mich schwindlig beim Aufstehen am Morgen - verlor etwas das Gleichgewicht nach links.
10, C200, 06:XX:XX

Schwindel schlimmer, wenn ich vom Sitzen aufstehe. Verlor etwas das Gleichgewicht nach rechts.
10, C200, 06:XX:XX

Kopf

Ich habe ein sich straffendes Band um den Schädel, verläuft hinter den Augen - nicht sehr schmerzhaft.
04, C12, 01:XX:XX

Empfinden von Ameisenlaufen auf dem Kopf zwei Stunden lang. Muß mich kratzen. Die Empfindungen tauchten für kurze Augenblicke im Verlauf des Tages wieder auf, und zwar in Gesicht, Ohren und der Innenseite des rechten Unterschenkels.
34, C12, 09:03:XX

Empfindung als krabbele etwas auf meinem Kopf. Untersuchte nach Läusen, konnte aber keine finden.
32, C9, 09:XX:XX

Dachte, auf meinem Hinterkopf sei ein großes Insekt, eine Heuschrecke.
16, C30, 01:XX:XX

Kopfhaut weniger trocken, weniger

Schuppen, weniger Juckreiz. (Heilwirkung)
02, C6, 79:XX:XX

Pickel am Haaransatz im Nacken - sehr stark juckend.
10, C200, 08:12:XX

Empfindlich schmerzender Pickel am Hinterkopf.
12, C6, 05:XX:XX

Gewohnter Juckreiz auf der Kopfhaut blieb aus. (Heilwirkung)
02, C6, 15:XX:XX

Haar klebrig nach dem Waschen.
10, C200, 35:XX:XX

Kopf fühlt sich dick an mit Katarrh.
04, C12, 26:22:30

Kopf fühlt sich benebelt an.
16, C30, 04:05:XX

Schweregefühl im Kopf, konzentriert an der Stirnmitte über der Nase, mit Spannungsgefühl dort.
02, C6, 00:09:05

Kopf fühlt sich an, als sei er zu schwer für meinen Hals.
10, C200, 09:04:XX

Leichtes Summen im Kopf.
14, C15, 67:XX:XX

Wachte mit Kopfschmerzen auf.
10, C200, 17:XX:XX

Kopfschmerzen beim Erwachen, nachdem ich geträumt habe, ich hätte Kopfschmerzen.
12, C6, 29:XX:XX

Stirnkopfschmerz, beim Aufwachen, im Bett liegend, auch in einer Stelle über der rechten Augenbraue, rechts der Mitte. Kopfschmerzen beim Reden und Arbeiten, kamen aber wieder, als ich mich ins Auto setzte und losfuhr. Jetzt ist es eher wie ein bohrender Schmerz nach innen - taucht im Verlauf des Tages mit Unterbrechungen immer wieder auf.
02, C6, 01:XX:XX

Spürte Kopfschmerzen, während ich aufwachte und noch im Bett lag - jetzt verlagert zur Stirnmitte über dem Nasensattel.
02, C6, 03:01:XX

Kopfschmerzen stark verschlimmert durch plötzliche Bewegung. Ein pochender Schmerz hinter der Stirn mit leichter Übelkeit, besser, wenn ich einen Keks esse.
02, C6, 31:XX:XX

Kopfschmerzen schlimmer beim Lesen, aber besser beim Schreiben.
02, C6, 01:14:15

Kopfschmerzen schlimmer beim Autofahren.
02, C6, 50:XX:XX

Kopf schmerzhaft, mit Schwindel, den ganzen Tag über.
24, C30, 02:XX:XX

Dumpfer Schmerz im Kopf, mit Schwindel,

erstreckt sich über den ganzen Kopf. Schlimmer beim Vorbeugen. Besser, wenn ich den Kopf zurücklehne und aufstütze.
16, C30, 01:XX:XX

Stirnkopfschmerzen etwa in 1 cm Tiefe. Eine Stunde später fühlte sich der Magen sehr gebläht an, besser durch Lockern der Kleidung um die Taille. Kopfschmerzen ließen im Verlauf der folgenden Stunde allmählich nach, ebenso die Blähungen.
02, C6, 31:XX:XX

Kopfschmerzen lokalisiert über der rechten Augenbraue - fühlt sich an wie ein Stechen nach innen.
02, C6, 31:XX:XX

Dünne Schmerzlinien laufen durch den Kopf hinter dem rechten Auge und vertikal auf und ab. 22, C12, 04:XX:XX

Kopfschmerz, schlimmer über dem rechten Auge am Morgen.
38, C200, 05:XX:XX

Schmerzen linke Kopfseite.
16, C30, 07:XX:XX

Kopfschmerzen den ganzen Tag vor der Periode, linke Seite. Schmerz fühlt sich an, als sei er im Gehirn.
10, C200, 71:XX:XX

Dumpfer Schmerz in Kopf und Gesicht, schlimmer auf der linken Seite.
10, C200, 70:XX:XX

Intensiver Schmerz im Zentrum, in der Mitte des Gehirns, bewegt sich auf die Augen zu. Schmerz im linken Auge - auch ein Gefühl, als würde ich abwärts gezogen. Kopfschmerzen schlimmer, wenn Leute mich berühren und schlimmer bei grellem Licht. Der Kopfschmerz verhindert Arbeit und ist besser durch kurzen Schlaf.
24, C30, 03:XX:XX

Kopfschmerzen am Morgen über der lateralen Kante der linken Augenbraue, nur beim Vorbeugen.
02, C6, 04:XX:XX

Kopfschmerzen mit einem Gefühl, als verlaufe eine Linie über den Oberkopf von einer Seite zur anderen.
18, C200, 00:01:XX

Ständige durchdringende Kopfschmerzen im Zentrum des Schädels.
24, C30, 00:07: 30

Schädelknochen tun weh.
04, C12, 26:10:30

Schmerzen im Innern der Stirn. Schlimmer durch Drücken der Stirn.
18, C200, 08:XX:XX

Leichter Schmerz über der Stirn.
16, C30, 00:21:15

Schmerzen in der Stirn an den Seiten - nicht in der Mitte - sehr bald nach dem Aufstehen am Morgen.
38, C200, 02:20:15

Leichte Kopfschmerzen, vor allem Stirn, Gehirn fühlt sich an wie taub.
10, C200, 06:20:XX

Schmerzen in der Stirn, schlimmer auf der rechten Seite, dehnt sich manchmal zum rechten Auge aus.
38, C200, 03:20:XX

Kopfschmerzen über dem rechten Auge, entwickeln sich über die Stirn.
02, C6, 00:01:45

Kopf fühlt sich benebelt an und tut weh, vor allem Stirn und linke Seite.
10, C200, 09:09:XX

Schmerzen über der linken Augenbraue nahe der Nase.
16, C30, 01:XX:XX

Dumpfe Kopfschmerzen im Hinterkopf.
16, C30, 00:22:30

Empfindlichkeit an oberem Nacken/Schädelbasis.
18, C200, 01:XX:XX

Schmerzen in einer Stelle am Hinterkopf - besser durch Druck.
18, C200, 08:XX:XX

Empfindlichkeit im Hinterkopf, schlimmer durch Druck.
18, C200, 00:14:10

Schmerzen im Hinterkopf, drücken aufwärts vom Hals/Nacken.
32, C9, 04:XX:XX

Dumpfer Schmerz - Scheitel und hinter den Augen.
32, C9, 04:XX:XX

Pochende Schmerzen im Scheitel, wandern nach rechts.
18, C200, 01:01:10

Empfindlichkeit auf dem Scheitel, schlimmer durch Druck.
18, C200, 00:13:40

Kneifender Schmerz, rechte Seite, Oberkopf.
16, C30, 02:01:45

Schmerz, Oberkopf rechte Seite.
18, C200, XX:XX:XX

Schmerz auf dem Oberkopf, genau rechts von der Mitte.
32, C9, 10:XX:XX

Pochender Schmerz im Scheitel in Richtung Vorderkopf.
18, C200, 00:03:50

Kopfschmerzen, Scheitel, manchmal pochend - „als drücke jemand mit den Fingern auf den Oberkopf". Während des Tages wanderte der Kopfschmerz vom Scheitel zur linken Seite, zum Haaransatz und dann zur Nasenwurzel. Besser durch Mittagessen.
18, C200, 00:05:XX

Kopfschmerzen in umschriebenen Stellen, die sich von einem Finger bedecken lassen.
02, C6, XX:XX:XX

Schmerz, als sei das Innere des Kopfes geschwollen und poche, begleitet von Bauchschmerzen und Übelkeit.
28, C200, 57:XX:XX

Brennender, pochender Schmerz, linke Seite von Kopf und Gesicht.
10, C200, 10:10:XX

Pulsierender und pochender Kopfschmerz, erstreckt sich zur Nasenwurzel und von dort in die rechte Zahnreihe oder rechte Schläfe.
18, C200, 01:01:XX

Starker pulsierender Kopfschmerz erstreckt sich hinter den Augen.
18, C200, 01:XX:XX

Scharfer, durchdringender Schmerz - Oberkopf abwärts hinter das rechte Auge.
32, C9, 10:XX:XX

Scharfer Schmerz, linke Schläfe, hält eine Sekunde an.
12, C6, 00:07:03

Scharfer, heißer Schmerz im Kopf, gegen hinten links. Recht intensiv, wie ein Gehirnschlag. Schlimmer beim Bewegen des Kopfes. Dauert ein oder zwei Minuten an.
10, C200, 70:XX:XX

Reichliches Schwitzen nachts im Bett, durchnäßt das Kissen.
16, C30, XX:XX:XX

Schwitzen an der Stirn.
24, C30, 04:01:XX

Spannung - Kopf und hinter den Augen.
32, C9, 04:XX:XX

Prickelgefühl über Kopf und Gesicht, mit Schwindel.
02, C6, 00:05:45

Augen

Die Augen wirkten klarer.
10, C200, 00:03:XX

Verlangen, die Augen zu schließen, mit Kopfschmerzen.
18, C200, 01:04:XX

Grüne/gelbe Kruste um das linke Auge beim Aufwachen.
18, C200, 05:XX:XX

Augen blutunterlaufen und tränend.
32, C9, 02:XX:XX

Meine Augen sind grün geworden und der Blick starr. Gewöhnlich sind sie braun.
16, C30, 40:XX:XX
Ekchymose, innerer Augenwinkel links.
18, C200, 17:XX:XX

Mittags, knallrote Pustel auf dem rechten Oberlidrand mit stechenden Schmerzen, wie Nadelstiche, - Zwinkern.
12, C6, 01:02:38

Mittags, Pustel auf dem rechten Oberlidrand, gelb, sehr klein - etwa 4 Stunden lang. Sich verschlechtert.
12, C6, 16:02:45

Empfindung wie von Körnern im linken Auge nachts, aber es ist nichts da.
38, C200, 05:XX:XX

Augen fühlen sich schwer an.
02, C6, 00:04:35

Tränende Augen.
16, C30, 07:XX:XX

Tränende Augen beim Husten.
18, C200, 00:13:XX

Augen tränen nach dem Gähnen.
32, C9, 00:00:10

Rechtes Auge tränt, mit Empfindung wie von einer Nadel darin.
24, C30, 03:17:XX

Dumpfer Schmerz, Oberkopf und hinter den Augen.
32, C9, 04:XX:XX

Erwachte mit einem Balken von Verschwommenheit hinter den Augen - wie ein dumpfer Schmerz.
22, C12, 02:XX:XX

Schmerzen im rechten Auge, mit reichlicher weißer/klarer Absonderung aus der Nase.
18, C200, 02:23:XX

Scharfer Schmerz über dem linken Auge, dauert eine Sekunde an, sofort nach Einnahme der ersten Dosis des Mittels.
12, C6, 00:00:00
Augen brennen.
08, C30, 00:05:XX

Photophobie gegenüber künstlichem Licht und Autoscheinwerfern.
24, C30, 100:XX:XX

Augen prickelnd und müde - viel Zwinkern.
02, C6, 02:09:XX

Schwellung der Oberlider.
24, C30, 100:XX:XX

Linkes Auge zuckte.
24, C30, 00:07:30

Sehen

Schwarze Punkte schweben vor dem Gesichtsfeld.
18, C200, 01:01:40

Farben sahen kräftig und schön aus.
16, C30, 25:XX:XX

Saß im stehenden Wagen, der Regen lief über das Fenster, dadurch sah es aus, als bewege sich die Straße - konnte den Blick nicht auf den Regen konzentrieren.
10, C200, 07:02:XX

Nachdem ich den Blick von einem Bild an der Wand abwandte, blieb ein weißes Abbild in der Sicht zurück.
18, C200, 01:01:40

Lichter vor den Augen, wenn ich schnell aufspringe.
24, C30, 02:XX:XX

Schwebende Lichtflecken vor der Sicht.
16, C30, 01:19:XX

Ohr

Verstopfungsgefühl im Ohr. Schlimmer beim Schlucken und auf der linken Seite.
22, C12, 02:XX:XX

Beim Autofahren war plötzlich die Eustachische Röhre verstopft - wie aus heiterem Himmel, wie im Flugzeug. Mußte die Ohren reinigen. Gehörsinn wurde verschwommen.
08, C30, 04:11:00

Rechtes Ohr fühlt sich kalt an.
22, C12, 03:XX:XX

Empfindungen von Ameisenlaufen auf den Ohren.
34, C12, 09:XX:XX

Fühlte Stellen trockener, schuppiger Haut auf beiden Ohrläppchen, aber nichts sichtbar. Fühlte sich rauh und juckend an.
34, C12, 11:04:30

Juckreiz hinter dem linken Ohr, hielt eine halbe Stunde an. Wanderte später zum linken Ohr. Mußte kratzen, aber das besserte nicht.
34, C12, 07:23:45

Juckreiz hinter beiden Ohren und im linken äußeren Gehörgang beim Erwachen. Das tauchte im Tagesverlauf immer wieder auf. Kratzen besserte nicht.
34, C12, 10:00:30

Klingelgeräusch in beiden Ohren, mit Kopfschmerz.
24, C30, 01:16:XX

Klingelgeräusch in den Ohren für einige Minuten.
16, C30, 01:XX:XX

Am Morgen fühlten sich Ohren berührungsempfindlich an, als sei ein Pickel darin. Schlimmer durch Berührung.
38, C200, 05:XX:XX

Beide Ohren schmerzen am Morgen.
24, C30, 00:17:30

Schmerzen hinter den Ohren, beidseitig - schlimmer bei Bewegung des Kopfes.
10, C200, 09:04:XX
Verschwommener Schmerz im rechten Ohr am Morgen.
38, C200, 01:22:00

Schmerz im rechten Ohr, mit Kältegefühl, als würde darauf geblasen.
22, C12, 03:XX:XX

Tiefer Schmerz im rechten Ohr.
12, C6, 00:00:34

Gefühl im linken Ohr, als würden Ohrenschmerzen anfangen, aber es passierte nichts.
02, C6, 03:XX:XX

Dumpfer Schmerz, linke Nackenseite hinter dem Ohr - um die Ohrmitte.
16, C30, 01:00:00

Zwei scharfe nach innen stechende Schmerzen im linken Ohr, gefolgt von Klingeln im Ohr.
02, C6, 01:16:15

Scharfer Schmerz im linken Ohr nach dem Erwachen.
38, C200, 00:20:45

Linksseitige Ohrenschmerzen - ziemlich scharf und in Wellen auftretend.
16, C30, 05:04:15

Plötzlicher stechender Schmerz im linken Ohr für ein paar Sekunden, gefolgt von kurzem Klingeln in demselben Ohr.
02, C6, 01:13:XX

Pulsieren in den Ohren, „als könne ich mein Herz arbeiten hören."
18, C200, 01:01:10

Ohren fühlen sich pfefferig an, an der Basis innen.
18, C200, 03:10:XX

Hören

Bewußte Wahrnehmung - vor allem von Geräuschen.
32, C9, 01:XX:XX

Ich hörte das Ticken meiner Uhr - das hatte ich zuvor nie gehört. Sehr bewußte Wahrnehmung von Geräuschen und Lauten im unteren Stockwerk und von Vogelgezwitscher.
32, C9, 03:XX:XX

Nase

Schleim aus der Nase, schwierig zu schlucken.
38, C200, 10:XX:XX

Klarer Fließschnupfen.
38, C200, 02:06:45

Nase verstopft, mit klarem, flüssigem Schnupfen.
04, C12, 25:22:30

Im Tagesverlauf entwickelte sich die Erkältung - eine laufende Nase und Husten.
24, C30, 05:XX:XX

Leichter Katarrh und viel Niesen am Abend.
08, C30, 21:XX:XX

Nase läuft auf der linken Seite, die rechte Seite ist frei. Beide Seiten laufen am frühen Abend. In der Nacht fing die Nase an, sich verstopft anzufühlen, durch Schneuzen der Nase nicht gebessert.
38, C200, 03:XX:XX

Nase läuft nur, während ich esse.
18, C200, 11:XX:XX

Nase frei beim Erwachen. Katarrh nimmt im Tagesverlauf zu.
38, C200, 11:20:XX

Schleimbildung manchmal in der Nase, Schleim mit Blut durchzogen beim Schneuzen der Nase.
38, C200, 08:XX:XX

Nach dem Aufstehen am Morgen schneuzte ich eine dicke braune Absonderung aus der Nase.
10, C200, 32:XX:XX

Flockiger gelber/grüner Katarrh mit Blutstückchen in den Flocken. Sie muß es ausschneuzen.
14, C15, 02:XX:XX

Blaßgrüne Krusten aus der Nase.
18, C200, 06:XX:XX

Dicker grüner Schleim.
38, C200, 05:21:30

Grüner, fester Schleim in der Nase.
18, C200, 04:XX:XX

Erwachte davon, daß mir dicker orangefarbener Schleim aus Mund und vor allem aus der Nase kam.
08, C30, 22:XX:XX

Dünne Absonderungen aus der Nase am Morgen.
12, C6, 03:XX:XX

Nase läuft mit klarer Flüssigkeit, wie ein Wasserhahn, mit Schmerz im rechten Auge.
18, C200, 03:XX:XX

Klarer Schleim tropft aus der Nase.
12, C6, 02:23:42

Wässrige Absonderung aus der Nase mit grünen Flocken.
18, C200, 09:XX:XX

Mußte die Nase mehr schneuzen. Absonderung weiß, klar, blasig.
32, C9, 08:XX:XX

Wässrige Absonderung bei Husten.
18, C200, 00:13:40

Viel Schleim mit einer Beschaffenheit wie Eiweiß - verschaffe mir nur Erleichterung, wenn ich gelbliche Stückchen ausschneuze. Durch Ausschneuzen des Eiweiß-Schleims wird die Nase nicht freier.
08, C30, 24:XX:XX

Nase verstopft und dicker, gelber Schleim.
38, C200, 03:20:XX

Beim Naseschneuzen am Morgen, etwas gelber Schleim, manchmal frei.
38, C200, 02:20:XX

Verstopfte Nase, Niesen während des Tages.
10, C200, 33:XX:XX

Nase fast völlig verstopft.
22, C12, 06:XX:XX

Beim Erwachen, Nase ein wenig verstopft, aber trocken mit etwas dickem klebrigem Schnupfen.
04, C12, 05:XX:XX

Beim Erwachen Nase verstopft, aber der Schnupfen ist flüssig genug, um frei schneuzen zu können.
04, C12, 26:22:30

Nase verstopft, aber trocken beim Erwachen - mit dickem klebrigem Schnupfen und Halsschmerzen.
04, C12, 04:XX:XX

Verstopfung der Nase, wandert von einer Seite zur andern.
18, C200, 01:04:XX

Linkes Nasenloch verstopft. Besser durch kühle Luft.
18, C200, 04:XX:XX

Empfindung einer großen Beule am Ende des linken Nasenlochs - als sei ein Pickel dort. Lästig.
24, C30, 00:12:XX

Verstopfungsgefühl, als sei etwas Hartes in der Nase, obwohl Atemwege frei sind.
04, C12, 06:XX:XX

Juckreiz in der Nase.
18, C200, 00:00:15

Empfindung von Bewegung der Nasenseite - „als bewegten sich Würmer"
18, C200, 03:XX:XX

Schmerz in der Nase mit Tränenfluß im rechten Auge, gefolgt von weißer/klarer Absonderung durch Husten.
18, C200, 02:13:XX

Scharfer Schmerz an der Rückseite des rechten Nasenlochs. Schlimmer beim Atmen, mußte den Atem anhalten. Besser durch Husten und flüssige Absonderung.
18, C200, 01:14:XX

Schmerz an der Nasenwurzel mit Verstopfung.
18, C200, 01:01:XX

Wundschmerz durch ständiges Schneuzen der Nase.
38, C200, 03:10:XX

Scharfe pfefferige Empfindung hinter dem linken Nasenloch. Besser durch Schlucken.
18, C200, 08:XX:XX

Nasenspitze und Nasenflügel pochen während der Kopfschmerzen.
18, C200, 01:11:XX

Sehr empfindlicher Geruchsinn.
08, C30, 00:00:XX

Niesen.
24, C30, 06:XX:XX
04, C12, 25:22:30
32, C9, 03:XX:XX

Zwei Mal niesen.
18, C200, 00:00:25

Niesen am Morgen.
12, C6, 24:XX:XX

Viel Niesen beim Erwachen.
04, C12, XX:XX:XX

Kribbeln in der Nase und Niesen in der kalten Morgenluft.
22, C12, 04:XX:XX

Niesen und Kältegefühl, gefolgt von Wärmegefühl.
18, C200, 01:XX:XX

Niesen mit beißender, juckender Empfindung.
38, C200, 02:06:45

Niesen und dünner Schnupfen.
14, C15, 07:XX:XX

Niesen mit klarer Schleimabsonderung.
16, C30, 07:XX:XX

Kribbeln in der Nase und Niesanfälle mit zwei- oder dreimaligem Niesen, mit wässriger Absonderung. Sekret wurde später dicker.
22, C12, 03:XX:XX

Kribbeln in der Nase, mit Empfindung, als müßte ich niesen.
22, C12, 02:XX:XX

Gesicht

Blasses Gesicht.
32, C9, 02:XX:XX

Gerötetes/erhitztes Gesicht.
04, C12, 01:10:00

Das Gesicht fühlt sich erhitzt/gerötet an, mit allgemeiner Schwäche.
32, C9, 04:XX:XX

Mein Gesicht fühlte sich heiß an, und ich hatte rote Wangen. Es fühlte sich sowohl innerlich als auch äußerlich heiß an.
24, C30, 06:XX:XX

Gerötetes/erhitztes Gesicht mit Kopfschmerzen nach Wut.
04, C12, 01:10:XX

Stelle von trockener, schuppiger Haut unter dem Kinn. Fühlt sich rauh an.
34, C12, 11:00:30

Trockene Haut um die Nase und auf den Wangen.
06, C15, 21:XX:XX

Trockene Lippen.
16, C30, 01:XX:XX

Sehr rauhe, trockene, aufgesprungene Lippen.
04, C12, 07:XX:XX

Riß erschien im Mundwinkel, links. Sieht aus wie ein roter Pickel und fühlt sich wund an.
10, C200, 02:11:XX

Haut schuppt sich beim Erwachen. Schält sich ab.
06, C15, 23:XX:XX

Kleiner Fleck, an dem sich die Haut abschält, am linken Mundwinkel. Wund bei Berührung.
06, C15, 02:XX:XX

Kleiner harter Pickel mit gelbem Kopf, Kinnmitte.
12, C6, 02:02:48

Pickel [mehrere], auf der rechten Kinnseite, breiten sich später zur linken Seite der Lippe aus.
18, C200, 04:XX:XX

Klare weiße Blase auf der rechten Unterkieferseite unterhalb der Lippe.
18, C200, 17:XX:XX

Zwei rote Flecken/Pickel auf den Wangen, mit Kopfschmerzen.
02, C6, 31:XX:XX

Spürte einen Knoten in der linken Seite der Lippe. 24, C30, 04:XX:XX

Das Gesicht sah blaß und eingefallen aus mit dunklen Ringen unter den Augen und herabhängendem Kinn.
12, C6, 05:06:XX

Sah älter aus.
12, C6, XX:XX:XX

Bemerkte weniger Damenbart und feineres Haar - Beobachter bestätigten dies.
12, C6, 02:02:48

Damenbart (verschwand).
Klinisch, C30

Schmerzen in Gesichtsknochen mit Erkältung.
04, C12, 26:10:30

Kneifen, rechte Seite, wo der Kiefer mit dem Schädel verbunden ist, unmittelbar vor dem rechten Ohr. Schlimmer bei Bewegung und Öffnen des Mundes.
08, C30, 08:XX:XX

Gesicht schmerzt am Morgen beim Erwachen - besonders die Zähne. Der Schmerz breitet sich zu den Wangenknochen und Augen aus.
38, C200, 02:20:XX

Steifheit und Schmerz in der rechten Seite des Kiefers.
08, C30, 21:XX:XX

Beim Erwachen, Schmerzen im Kiefer auf der linken Seite, schlimmer oben links, dehnt sich zum linken Ohr aus. Keine Besserung durch Beißen auf etwas Hartes oder Liegen auf der schmerzhaften Seite. Besser nach dem Frühstück.
38, C200, 01:19:XX

Linke Seite des Gesichts fühlt sich empfindlich an und schmerzt.
10, C200, 09:10:XX

Leichtes Taubheitsgefühl und Prickeln in der Oberlippe.
10, C200, 02:XX:XX

Taube, kribbelnde Lippen. Schlimmer auf der linken Seite.
08, C30, 01:00:XX

Kribbelgefühl an Kopf und Gesicht.
02, C6, 00:05:45

Anhaltendes taubes Kribbeln der Lippen, besonders rechts, und Kribbeln und Kälte über der linken Seite der Lippe, schießt gelegentlich aufwärts in die linke Nebenhöhle und linke Schläfe - wie anästhesiert, wie Kokain.
08, C30, 00:00:XX

Mund

Zahnfleischbluten an einer Stelle, reichlicher als sonst.
10, C200, 02:XX:XX

Zunge weiß, stärker in der Mitte.
32, C9, 02:XX:XX

Trockener Mund.
32, C9, 02:XX:XX

Mund und Lippen trocken.
18, C200, 17:XX:XX

Trockener Mund am Morgen.
06, C15, 04:XX:XX

Mund trocken beim Aufstehen.
22, C12, 05:21:XX

Mund fühlt sich trocken an, mit Durst.
32, C9, 04:XX:XX

Trockener Mund, besser nach drei Tassen Tee.
06, C15, 00:09:00

Mund sehr trocken, und die Zunge klebt am Hals. Schlimmer rechte Seite und nachts.

Besser am Morgen.
22, C12, 03:XX:XX

Trockener Mund, aber mit reichlich Speichel.
32, C9, 03:XX:XX

Kleines Geschwür hinter den Zähnen, unten links. Fühlt sich scharf an, wenn es gerieben wird.
06, C15, 00:01:XX

Geschwür, rechte Seite des Unterkiefers unter der Lippe.
18, C200, 15:XX:XX

Kleiner, weißer Fleck links von der Zungenmitte. Fühlt sich scharf an. Schlimmer durch Berührung und Essen.
06, C15, 04:13:20

Die Zungenspitze fühlt sich etwas taub und sehr glatt an.
08, C30, 02:10:50

Schmerzen am hinteren weichen Gaumen. Schlimmer beim Einatmen kalter Luft.
22, C12, 02:XX:XX

Pickel auf der rechten Zungenseite mit scharfem Schmerz. Schlimmer beim Bewegen der Zunge. Der Pickel sitzt unter der Oberfläche - nicht sichtbar. „Fühlt sich an wie ein Schnitt".
18, C200, 07:XX:XX

Viel Speichelfluß nachts, mit Zahnschmerzen.
16, C30, 09:XX:XX

Schwellung von Mund und Lippen.
18, C200, 17:XX:XX

Bitterer Geschmack im Mund - alles was ich esse, schmeckt bitter oder ist geschmacklos.
04, C12, 13:10:XX

Gewohnte Nahrung schmeckt trocken.
18, C200, 02:05:XX

Brot schmeckt wie Sägemehl. Aß schließlich Obst, das saurer schmeckte.
08, C30, 05:XX:XX

Geschmack metallisch, rostig.
12, C6, 04:10:48

Metallischer Geschmack im Mund, besonders wenn ich meine Zähne mit der Zunge berühre. Wasser schmeckt etwas metallisch nach dem Zähneputzen.
10, C200, 09:05:XX

Pfefferiger Geschmack im Mund mit heißer, brennender, pfefferiger Empfindung im Hals, die sich in Ohren und Nase ausdehnt, mit tränenden Augen.
18, C200, 03:10:20

Zähne

Zahnschmerzen nachts.
16, C30, 03:XX:XX

Erwachte mit starken Zahnschmerzen, besser, wenn ich kaltes Wasser trinke.
16, C30, 04:11:30

Zahnschmerzen hielten mich bis 5.00 Uhr wach.
16, C30, 11:XX:XX

Starke Zahnschmerzen, linke untere Seite, mit linksseitigen Ohrenschmerzen. Schlimmer beim Essen. Schmerzen unerträglich.
16, C30, 09:XX:XX

Zahnschmerzen rechts oben, dauern nur ein paar Minuten an.
34, C12, 09:12:30

Zahnschmerzen auf der rechten Seite dehnen sich zum rechten Ohr und Oberteil des rechten Auges aus.
32, C9, 08:XX:XX

Drückender Schmerz in unteren Schneidezähnen.
24, C30, 100:XX:XX

Starke stechende Zahnschmerzen im ganzen Mund.
28, C200, 26:05:XX

Hals

Verschleimtes Gefühl im Rachen.
10, C200, 12:XX:XX

Ich räuspere weißen, klaren Schleim aus, der sich im Hals ansammelt.
32, C9, 04:XX:XX

Schleim fließt den Rachen hinunter beim Erwachen.
04, C12, 05:XX:XX

Dicker Schleim fließt den Rachen hinunter.
22, C12, 03:XX:XX

Schleim im Hals.
38, C200, 03:XX:XX

Empfindung eines Films über dem Hals, mit einem Gefühl von Atemschwierigkeiten, als blockiere etwas den Hals, wie eine Membran oder ein Film.
38, C200, 11:XX:XX

Verschluckte mich an einem Speisebrocken - mußte nach Luft schnappen.
04, C12, 03:01:30

Trockenes Stück im Rachen verursacht ein leichtes Würgen.
04, C12, 14:XX:XX

Trockenes Gefühl im Hals.
10, C200, 07:XX:XX

Gefühl, als sei mein Rachen trocken, in der Nähe der Epiglottis.
16, C30, 00:00:30

Trockener Hals, aber nicht entzündet oder schmerzhaft.
32, C9, 03:XX:XX

Erwachte in der Nacht mit sehr trockenem Hals.
38, C200, 00:13:45

Oberer Rachen fühlt sich trocken und rauh an. Verlangen nach kaltem Wasser, welches

nicht bessert.
38, C200, 00:10:XX

Sehr trockener Hals mit Verlangen nach heißen oder kalten Getränken.
38, C200, 17:XX:XX

Rachen trocken - fühlt sich an, als bahne sich im Rachen eine Erkältung an, mit Schmerzen beim Schlucken und leichtem Brennen.
02, C6, 46:XX:XX

Hals pelzig, nicht entzündet, von der Zunge abwärts - ein pelziger Geschmack.
24, C30, 03:XX:XX

Empfindung von einem Haar auf der rechten Halsseite, erstreckt sich durch den inneren Kopf und dringt durch das rechte Auge, verursacht reichlichen Tränenfluß, als würde es die Gesichtsknochen passieren.
22, C12, 06:XX:XX

Ununterdrückbares Kitzeln, wie Pfeffer, tief in meinem Hals, verursacht Husten. Trinken oder Schlucken von Speichel kann lindern, aber muß schließlich doch husten.
04, C12, 29:XX:XX

Pfefferige Empfindung quer über Rachen, Ohren, Nase und Mund.
18, C200, 03:XX:XX

Empfindung von trockener Hitze, als würde ein Kraut in meinem Rachen verbrannt. Es ist nicht schmerzhaft; es kommt und geht.
28, C200, 00:17:00

Empfindung von einem Kloß im Hals.
10, C200, 02:11:30

Hals leicht entzündet.
16, C30, 00:10:30

Entzündeter Hals.
12, C6, 04:09:03

Hals schmerzhaft und trocken.
10, C200, 08:XX:XX
Entzündeter Hals mit dickem Kopf, tritt ziemlich plötzlich auf.
04, C12, 25:11:XX

Entzündeter Hals mit verstopfter Nase.
04, C12, 07:XX:XX

Entzündeter Hals, schlimmer durch Niesen.
38, C200, 04:XX:XX

Entzündeter Hals, schlimmer beim Erwachen am Morgen. Besser durch warme Getränke und schlimmer durch Einatmen kalter Luft.
22, C12, 07:XX:XX

Schmerz, linke Nackenseite bei Kopfbewegung - erstreckt sich zum Ohr. Drüsen fühlen sich etwas vergrößert an, wie kleine harte Erbsen. Schmerzen stechend oder schmerzhaft.
10, C200, 09:XX:XX

Beim Erwachen, Schmerz wie geschwollen (zerschlagen) in der linken Halsseite, dehnt sich zum Ohr aus, beim Schlucken oder Gähnen. Besser beim Essen. Schmerz hielt den ganzen Tag an, mit weiterer Verschlimmerung am Abend.
38, C200, 00:18:45

Entzündeter Hals, schlimmer links, erstreckt sich zum linken Ohr. Schmerz zum hinteren weichen Gaumen hin. Schlimmer durch leeres Schlucken und Einatmen und besser durch Schlucken von Nahrung oder Getränken. Der Schmerz wanderte im Verlauf der Nacht von der linken zur rechten Seite und wurde intensiver.
22, C12, 02:XX:XX

Rechte Halsseite schmerzhaft beim Schlucken.
32, C9, 04:XX:XX

Entzündetes, brennendes Gefühl im Hals.
28, C200, 00:03:45

Entzündeter Hals beim Erwachen. Brennen am Gaumendach im Rachen mit retronasalem Schleim. Schlimmer beim Schlucken.
04, C12, 04:XX:XX

Erwachte mit entzündetem Hals, Brennen am Gaumendach im Hals. Schlucken ist schmerzhaft.
04, C12, 05:XX:XX

Hals und Gaumendach wund.
04, C12, 03:02:30

Hals fühlt sich etwas wund an, vor allem am Gaumendach an der Halsöffnung.
04, C12, 03:02:30

Pochendes Gefühl im Hals mit Trockenheit und Entzündung im Rachen, erstreckt sich in die Ohren, als hätte mir jemand Pfeffer in die Ohren gestreut. Schlimmer rechts.
18, C200, 00:03:XX

Stechendes Gefühl im Hals, als sei etwas steckengeblieben.
38, C200, 28:XX:XX

Häufiges Schlucken, alle paar Sekunden.
16, C30, 00:00:30

Äußerer Hals

Hals kälteempfindlich - wollte einen Schal.
32, C9, 04:XX:XX

Ein Kreis, von etwa 3 cm Durchmesser, von roten Pickeln/Flecken auf der linken Halsseite.
10, C200, 20:XX:XX

Halsdrüse rechts geschwollen und bei Berührung schmerzhaft und hart.
32, C9, 02:XX:XX

Halsdrüsen auf beiden Seiten geschwollen - schlimmer durch Druck.
32, C9, 04:XX:XX

Halsbereich fühlt sich vergrößert an.
10, C200, 02:11:30

Magen

'Schmetterlingsgefühl', mit Besorgnis.
28, C200, 00:02:XX

Ängstliches Gefühl im Magen mit leichter Übelkeit.
32, C9, 08:XX:XX

Hungriger als sonst.
18, C200, 04:XX:XX

Ich sterbe vor Hunger.
06, C15, 00:03:50

Appetit vermehrt - aß eine 3/4 Packung Feigenkekse.
02, C6, 00:03:30

Hunger, als könne nichts die Leere in meinem Magen füllen - besser, wenn ich Brot esse.
04, C12, 25:02:30

Hungrig, aber möchte nicht essen - Leeregefühl.
10, C200, 12:06:XX

Mein Appetit ist verschwunden. Ich möchte nur leichte Nahrung.
28, C200, 00:17:XX

Appetit vermindert mit Gewichtsverlust.
12, C6, 24:XX:XX

Nicht viel Appetit am Morgen.
16, C30, 01:XX:XX

Hatte keine Lust zu essen oder zu rauchen.
24, C30, 06:XX:XX

Völliger Appetitverlust durch Weinen.
04, C12, 01:08:XX

Ich bin heute morgen nicht hungrig, wie nach Kokain, obwohl ich gestern nacht sehr hungrig war - als sei mein Hals verschlossen.
08, C30, 00:01:XX

Weniger Verlangen nach kleinen Mahlzeiten im Verlauf des Tages - esse regelmäßiger, Hauptmahlzeiten.
28, C200, 05:XX:XX

Genoß ihre gewohnte Mittagsmahlzeit (Brot, Butter und Banane) nicht, empfand sie als trocken und schwer.
18, C200, 02:XX:XX

Habe Kaffee vollkommen eingestellt.
08, C30, 48:XX:XX

Abneigung gegen gewürzte Speisen.
24, C30, 100:XX:XX

Kein Verlangen nach Tee.
12, C6, 06:XX:XX

Abneigung gegen heiße Getränke und heiße Speisen.
28, C200, 57:XX:XX

Eindeutiges Verlangen nach stärker gewürzten Speisen- ausgeprägt.
08, C30, 06:XX:XX

Verlangen nach Ananas.
16, C30, 03:XX:XX

Verlangen nach Süßigkeiten.
24, C30, 100:XX:XX

Verlangen nach Alkohol.
08, C30, 03:XX:XX

Verlangen, Tabak zu rauchen.
24, C30, 100:XX:XX

Empfindung von Wind im Magen mit Aufstoßen.
12, C6, 00:00:11

Fühlt sich eine Stunde vor dem Abendessen aufgetrieben und gebläht .
14, C15, 04:16:XX

Aufstoßen (Rülpsen), stark, einzeln auftretend.
02, C6, 00:14:30

Flaues Gefühl im Magen, „als wolle etwas heraufkommen“. Ein Aufwärtsdruck, wird allmählich stärker und breitet sich überall hin aus. Besser durch Essen.
32, C9, 01:XX:XX

Übelkeit mit kurz andauernder Schwäche.
06, C15, 23:XX:XX

Extreme Übelkeit, aber kein Verlangen zu erbrechen - begleitet von Schmerzen in Kopf und Abdomen. Besser durch Essen.
28, C200, 57:XX:XX

Übelkeit mit Kopfschmerzen.
02, C6, 31:XX:XX

Gefühl von Übelkeit mit einschießender Röte/Hitze und Zittern.
34, C12, 01:10:00

Übelkeit nach dem Abendessen, obwohl ich kleinere Portionen gegessen hatte als sonst.
02, C6, 00:10:30

Übelkeit mit Müdigkeit am Abend.
38, C200, 20:07:XX

Übelkeit am Abend - besonders wenn ich auf dem Rücken liege (meine Schlafposition). Besser beim Liegen auf der rechten Seite.
08, C30, 52:XX:XX

Ständiges Gefühl von Übelkeit - Schlimmer beim Vorwärtsbeugen und besser, wenn ich tief atme und still stehe. Würgen, nachdem ich mich vornüber gebeugt habe. Übelkeit besser durch Bewegung und Herumgehen.
02, C6, 00:13:45

Übelkeit, besser durch Essen.
32, C9, 02:XX:XX

Übelkeit nach einer Tasse Tee, während der Essenszubereitung, von Essensgeruch und dem Gedanken an Essen.
02, C6, 00:09:15

Übelkeit, während der Essenszubereitung, tritt auf den Tag genau ein Jahr nach Beginn

der Arzneimittelprüfung wieder auf.
02, C6, XX:XX:XX

Möchte eine Kleinigkeit knabbern, aber der Gedanke an Nahrung verursacht Übelkeit.
02, C6, 00:13:45

Kann nur eine halbe Tasse Tee trinken wegen der Übelkeit. Später Abneigung gegen Tee und Gebäck wegen Übelkeit.
02, C6, 01:XX:XX

Übelkeit nach dem Essen (sonst nur während der Schwangerschaft).
08, C30, 61:XX:XX

Mir wurde übel bei dem Geruch von Knoblauch - ähnlich wie in meiner Schwangerschaft.
08, C30, 01:XX:XX

Leichte Übelkeit, wenn ich mich vornüber beuge oder im Sitzen herumdrehe. Besser, wenn ich aufrecht sitze.
02, C6, 01:14:15

Übelkeit trat wieder deutlich auf beim Autofahren.
02, C6, 01:01:45

Übelkeit tritt am Morgen beim Erwachen auf, während ich im Bett liege.
02, C6, 01:XX:XX

Übelkeit beim Erwachen.
02, C6, 03:01:XX

Übelkeit im Epigastrium und Nabelbereich mit Empfindung, als würde die Übelkeit in den Rachen aufsteigen.
02, C6, 00:14:30

Großer Durst auf kalte Getränke in zentral beheizten Räumen - lechze nach kalten Getränken.
08, C30, 22:XX:XX

Durstig - trank drei Gläser Mineralwasser beim Mittagessen.
18, C200, 01:06:XX
Sehr durstig den ganzen Tag über (12 Tassen Tee).
16, C30, 01:XX:XX

Ich bin anscheinend durstiger als sonst.
10, C200, 10:08:XX

Durst auf kalte, kohlensäurehaltige Getränke.
18, C200, 00:15:XX

Durst. Der Mund fühlt sich trocken an.
32, C9, 03:XX:XX

Durst vermindert während der Kopfschmerzen.
12, C6, 07:XX:XX

Ich hatte heute weniger Durst als sonst - während einer Erkältung.
10, C200, 09:10:XX

Als ich anfing zu husten, mußte ich würgen und stieß sehr viel wässrigen Schleim auf.
08, C30, 23:XX:XX

Abdomen

Abneigung gegen enge Kleidung um die Taille, mit Übelkeit.
02, C6, 01:XX:XX

Gewohnte Flatulenz ist besser. (Heilwirkung)
02, C6, 01:XX:XX

Schmerzen im Abdomen nach Stuhlentleerung am Morgen. Besser, wenn ich mich zusammenkrümme.
16, C30, 01:XX:XX

Schmerzen im unteren linken Abdomen während des Stuhlgangs, bewegt sich innerhalb des Körpers abwärts zur Leistengegend.
18, C200, 03:XX:XX

Morgens, Schmerz im Abdomen bei Entleerung von lehmfarbenem, weichem

Stuhl. Besser nach der Stuhlentleerung.
16, C30, 14:XX:XX

Schmerzen, besser durch Stuhlgang.
06, C15, 04:XX:XX

Schmerzen im rechten Darmbein am späten Morgen, erstreckt sich am Nachmittag zum linken Darmbein.
38, C200, 23:XX:XX

Leichter Schmerz zwischen den Ovarien, erstreckt sich zu der Stelle unmittelbar oberhalb des Schambeins.
16, C30, 01:XX:XX

Schmerzen in der rechten Leiste, ständig zunehmend. Ich dachte ernsthaft, ich hätte Tetanus, nachdem ich mir einen Splitter in den Fingernagel der rechten Hand getrieben hatte.
08, C30, 20:XX:XX

Scharfer Schmerz im Abdomen, links unten - fühlt sich an wie Bewegung von Gasen. Spürte es jedesmal kurz nach Einnahme des Mittels.
12, C6, 00:09:28

Quälender, stechender Schmerz im rechten unteren Abdomen/Leiste.
34, C12, 00:01:35

Herabsinkendes Gefühl im Abdomen, obwohl ich nicht essen kann.
04, C12, 01:08:00

Rektum

Starke Verstopfung, muß mich 45 Minuten lang anstrengen für eine Stuhlentleerung - schließlich zerbrach ich den Toilettensitz. Empfindung von einem Ball im Rektum, der sich nicht bewegen wollte. Ich fühlte mich blockiert. Schließlich ging ein wenig harter Kot ab, der sich sehr groß anfühlte.
10, C200, 19:XX:XX

Verstopfung - Völlegefühl im Rektum.
10, C200, 20:XX:XX

Verstopft mit hartem Stuhl.
10, C200, 15:12:XX

Verstopft mit Stuhldrang, mußte mich eine Ewigkeit anstrengen.
10, C200, 15:22:XX

Stuhlentleerung schwierig.
38, C200, XX:XX:XX

Gewohnter Durchfall nach Kopfschmerzen oder Essen ist verschwunden. (Heilwirkung)
04, C12, 10:XX:XX

Erwartete Diarrhöe durch Erwartungsspannung und nach dem Verzehr von Gebäck, aber sie trat nicht auf. (Heilwirkung)
04, C12, 04:XX:XX

Schnelles Ausstoßen von durchfallartigem Stuhl.
18, C200, 12:XX:XX

Blähungen, die nach faulen Eiern riechen.
12, C6, 00:09:30

Schmerzen im Rektum im Sitzen, als würde der Kot zurückgedrängt.
04, C12, 21:07:30

Anus wund während und nach der Stuhlentleerung.
18, C200, 14:XX:XX

Stuhldrang abwesend den ganzen Tag.
18, C200, 00:XX:XX

Stuhl

Stuhlentleerung sehr heftig und schnell, wie eine Explosion.
10, C200, 13:10:XX

Stuhlentleerung dreimal während des Tages.
38, C200, 22:20:XX

Kleiner harter Stuhl, der sich groß anfühlte.
10, C200, 19:XX:XX

Stuhl von heller Farbe und weicher als sonst.
10, C200, 06:XX:XX

Weicher Stuhl, zwei Stunden lang am Morgen.
14, C15, 28:XX:XX - 36:XX:XX

Stuhlentleerung am Morgen, geringe Menge mit sehr viel Schleim.
08, C30, 00:05:00

Flatus mit Absonderung von grauem/weißem Schleim aus dem Anus, der nach Fisch roch.
18, C200, 01:05:XX

Klumpiger Stuhl riecht nach Fisch.
18, C200, 01:06:XX

Lehmfarbener weicher Stuhl am Morgen.
16, C30, 14:XX:XX

Blasser, gelblicher weicher Stuhl am Morgen.
16, C30, 01:XX:XX

Stuhl schlank, klein und weich.
18, C200, 01:09:XX

Langer, dünner, weicher Stuhl.
18, C200, 03:03:XX

Harnorgane

Am Ende und nach der Harnentleerung ein brennender Schmerz entlang der Urethra.
22, C12, 07:XX:XX

Blase voll, aber nicht viel Harn wird entleert.
12, C6, 03:03:30

Häufige Harnentleerung. Blase fühlt sich voll an, aber nur wenig wird entleert. Nach 5 - 10 Minuten Sitzen wird mehr Harn entleert.
12, C6, 24:XX:XX

Nach nur einer Tasse Tee zum Frühstück dreimalige Harnentleerung innerhalb von zwanzig Minuten und weitere zwei bis drei Mal im Verlauf des Morgens, am Nachmittag häufig.
38, C200, 22:21:XX

Häufige Harnentleerung nervlich bedingt. Harndrang, aber nur wenig Entleerung.
32, C9, 04:XX:XX

Erwachte um Mitternacht, um Harn zu lassen.
12, C6, 11:14:48

Harnentleerung mit Husten.
12, C6, 31:XX:XX

Blase voller als sonst beim Erwachen.
12, C6, 14:XX:XX

Harn roch stark.
12, C6, 07:07:30

Männliche Genitalien

Riß/Spaltung auf der Vorhaut und roter Ausschlag am Ende des Penis.
32, C9, 01:XX:XX

Brennen, Schmerz an der Basis des Penis links.
22, C12, 08:XX:XX

Weibliche Genitalien

Juckreiz der äußeren Genitalien, besser durch Kratzen.
14, C15, 06:XX:XX

Braune Absonderung aus der Vagina.
10, C200, 44:XX:XX

Menses begann wieder während des Klimakteriums nach sechsmonatiger

Abwesenheit.
12, C6, 11:XX:XX

Periode drei Tage früher als sonst. Schwarzes Blut zu Beginn, aber später im Verlauf des Tages wurde es mehr rot mit dunklen Klumpen. Fluß schwerer als sonst.
10, C200, 46:XX:XX

Periode verspätet, mit langsamem Einsetzen von intermittierender Blutung - dann leichte aber lang hingezogene Blutung.
12, C6, 24:XX:XX

Periode bis zu zwei Wochen verspätet.
08, C30, 16:XX:XX

Eine der schwersten Perioden, die ich jemals hatte.
08, C30, 18:XX:XX

Bei dieser Periode geschah alles auf einmal, innerhalb von zwei Tagen floß alles heraus - und jetzt kaum noch etwas.
08, C30, 18:XX:XX

Periode setzte beim Erwachen mit sofortigem starkem Blutfluß und leichten Krampfschmerzen ein. Rot mit etwas Schleim. Normalerweise fängt sie erst an, wenn ich aufgestanden bin und mich bewege.
08, C30, 16:XX:XX

Zweiter Tag der Menses sehr starke Blutung.
12, C6, 37:XX:XX

Periode leichter als sonst. Mit Unterbrechungen und mit mehr Klumpenbildung.
28, C200, 22:XX:XX

Leichter Schmerz zwischen den Ovarien, erstreckt sich zu der Stelle unmittelbar oberhalb des Schambeins.
16, C30, 01:XX:XX

Hatte plötzlich keine Lust zum Geschlechtsverkehr, das Gefühl hielt während des gesamten Koitus an. Äußerst ungewöhnlich.
08, C30, 59:XX:XX

Hohes Maß an sexueller Energie.
12, C6, 30:XX:XX

Larynx und Trachea

Stimme recht tief, mit Rauhheit und viel Schleim im Hals.
38, C200, 03:XX:XX

Stimme wirkt schwach, tief und rauh.
22, C12, 03:XX:XX

Stimme leiser, als ob ich eine Erkältung bekomme - als stecke etwas am Grund des Larynx fest.
32, C9, 02:XX:XX

Die Stimme wirkte leise.
24, C30, 02:XX:XX

Atmung

Atmen schwierig beim Einatmen.
38, C200, 05:XX:XX

Atmung schwierig mit einer Empfindung wie von einer Membran über dem Hals.
38, C200, 11:XX:XX

Tiefe Seufzer, seufze viel, brauche Luft.
02, C6, 54:XX:XX

Keuchen beim Erwachen, mit Juckreiz am Rücken.
38, C200, 05:20:XX

Husten

Der Husten ist anscheinend schlimmer am Morgen, besser während des Tages und schlimmer nachts.
04, C12, 35:XX:XX

Husten schlimmer morgens und nachts und besser während des Tages.
04, C12, 34:XX:XX

Fing unmittelbar beim Erwachen an zu husten.
04, C12, 26:22:30

Mitten in der Nacht Husten mit Schleim im Rachen. Trinken bessert.
04, C12, 00:XX:XX

Tiefer bellender Husten, ohne Auswurf, hervorgerufen durch Kitzeln im Hals.
04, C12, 26:10:30

Bellender Husten mit Tränenfluß und klaren Absonderungen aus der Nase.
18, C200, 00:00:XX

Husten mit Keuchen und etwas Schleim, tief in der Brust, eine Stunde nach dem Erwachen. Verschlimmert die Halsschmerzen. Muß mich vornüber beugen. Gefühl, als würde ich einen Teil der Lungen aushusten.
38, C200, 10:20:XX

Wiederauftreten von Durchfall markierte das Ende meiner Hustensymptome.
04, C12, 37:XX:XX

Trockener Husten durch Kitzeln unter dem Sternum, mit etwas schleimigem Auswurf.
08, C30, 05:15:30

Einmaliger hackender Husten mit etwas lockerem Schleim im Larynx und leichten Schmerzen.
04, C12, 02:10:30

Als ich anfing zu husten, mußte ich würgen und stieß sehr viel wäßrigen Schleim auf.
08, C30, 23:XX:XX

Anhaltender Husten, hervorgerufen durch ununterdrückbares Kitzeln wie Pfeffer tief im Rachen. Kann durch Trinken oder Speichelschlucken gelindert werden, muß aber schließlich doch husten.
04, C12, 29:XX:XX

Kitzeln im Rachen verursacht viel Husten. Bin nur in der Lage, sehr kleine Mengen dicken gelben Auswurfs abzuhusten. Stark verschlimmert durch Rauchen und Trinken.
04, C12, 27:XX:XX

Kitzeln hinter der Schilddrüse (hoch oben in der Brust) verursacht Verlangen zu husten. Besser durch Essen.
38, C200, 03:20:XX

Kitzeln im Hals zwingt zu husten.
04, C12, 25:10:30

Engegefühl im Hals führt beim Erwachen zu Husten.
38, C200, 05:XX:XX

Husten durch Schwellungsgefühl im Hals mit Keuchen beim Einatmen.
38, C200, 03:20:XX

Auswurf

Klarer, weißer und blasiger Auswurf hochgeräuspert, der sich im Hals angesammelt hatte.
32, C9, 02:XX:XX

Muß viel husten, und bringe sehr viel albuminösen Schleim hoch, doch erreiche nur dann Linderung, wenn ich auch gelbliche Stücke mit abhuste.
08, C30, 24:XX:XX

Huste Schleim ab - dunkle Farbe.
24, C30, 06:XX:XX

Manchmal Schleim schwierig abzuhusten.
38, C200, 03:20:XX

Husten mit schwierigem Auswurf von sehr kleinen Mengen dicken gelben Schleimes.
04, C12, 27:XX:XX

Wachte davon auf, daß mir dicker, leuchtend orangefarbener Schleim durch den Mund und besonders die Nase hochkam.
08, C30, 22:XX:XX

Hustete wässrigen Schleim ab, wie Eiweiß. Dachte, ich müßte mich übergeben - dann mehr orangefarbener Schleim.
08, C30, 23:XX:XX

Brust

Angst im Herzen um 20.00 Uhr.
16, C30, 04:05:XX

Angstgefühl in der Brust.
10, C200, 12:12:XX

Engegefühl in der Brust beim Erwachen mit Keuchen.
38, C200, 05:20:XX

Ein Gefühl als könne ich nicht atmen - sehr eng auf der Brust.
24, C30, 06:XX:XX

Leichtes Beklemmungsgefühl auf der Brust.
38, C200, 05:XX:XX

Brust fühlte sich in zentralbeheizten Räumen sehr trocken an.
08, C30, 22:XX:XX

Brüste vergrößert.
12, C6, XX:XX:XX

Bewußte Wahrnehmung des Herzschlags.
32, C9, 00:00:20

Laufende Nase, Husten und extreme Schmerzen in meiner Brust - schlimmer beim Atmen.
24, C30, 05:XX:XX

Ein harter Schmerz in der Brust - als werde sie von jemandem gequetscht - in der ganzen Brust, besonders schmerzhaft am Brustbein.
24, C30, 06:XX:XX

Kurze, scharfe Schmerzen am unteren Ende des Brustbeins. Fühlt sich an wie Knochenschmerzen.
34, C12, 12:07:30

Schießender Schmerz in der rechten Brustwarze, einige Minuten lang.
16, C30, 01:XX:XX

Nehme meinen Herzschlag bewußt wahr - empfinde etwas Angst.
10, C200, 02:12:XX
Herzklopfen.
18, C200, 08:01:30

Herz hämmert.
04, C12, 01:08:00

Pulsieren Herz.
18, C200, 00:14:33

Beim Treppensteigen drei oder vier starke Herzschläge, mit Steifheit der Beine.
22, C12, 04:12:XX

Einzelner starker Schlag im Herzen mit Empfindung von Verlust und Sehnsucht.
22, C12, 06:02:XX

Herzklopfen im Liegen auf der linken Seite, mit einer Empfindung von Summen, als ob die Nerven das Herz antrieben. Pochendes Herzklopfen. Bekam einen Riesenschreck - dachte, ich hätte einen Herzinfarkt. Schlimmer durch Angst.
24, C30, 100:XX:XX

Kitzeln zwischen Larynx und Sternum, mit Trockenheit.
08, C30, 23:XX:XX

Rücken

Kälte in Brust- und Lendenbereich, beeinflußt den ganzen Körper.
22, C12, 06:12:XX

Kälte im Lendenbereich.
22, C12, 04:08:XX

Gefühl, als seien die Sehnen im Nacken zu kurz.
16, C30, 00:03:30

Empfindung von trockener ausstrahlender Hitze im Kreuzbein während der Nacht, als hätte das Bett einen heißen Fleck, als wirke das Kreuzbein wie ein Heizkörper.
22, C12, 05:XX:XX

Juckreiz am Rücken unter dem Schulterblatt beim Husten.
38, C200, 05:06:15

Taubes Gefühl im Nacken.
16, C30, 00:XX:XX

Kurze stechende Schmerzen quer über den Rücken.
16, C30, 02:XX:XX

Weniger Steifheit und Schmerzen im Rücken beim Erwachen als sonst. (Heilwirkung)
34, C12, 04:XX:XX

Rücken viel weniger angestrengt bei

körperlicher Arbeit als sonst. (Heilwirkung)
12, C6, 09:XX:XX

Schmerzen in einem kleinen Kreis von der Größe eines Zweimarkstücks, auf 1/4 der Wirbelsäule abwärts. Fühlte sich an wie ein gezerrter Muskel. Schlimmer durch Bewegung, Drehen des Kopfes und den Kopf nach hinten biegen. Am nächsten Tag wanderte es aufwärts und ein wenig nach links. Fühlt sich an wie in Zugluft.
06, C15, 08:XX:XX

Schmerzen im Rücken beim Niesen.
38, C200, 12:XX:XX

Schmerzen im Rücken beim Husten. Besser durch Vorwärtsbeugen.
38, C200, 04:XX:XX

Milder Schmerz breitet sich vom Rücken zur Vorderseite der Brust aus, beim Erwachen. Fühlt sich an, als sei er in den Rippen.
34, C12, 00:23:45

Schmerzen im Nacken, rechte Seite, beim Schlucken kalter Flüssigkeiten.
08, C30, 63:XX:XX

Schmerzen im Nacken, etwas links von der Mitte.
16, C30, 00:08:05

Nacken fühlt sich an, als hätte ich einen Schlag darauf bekommen.
16, C30, 08:XX:XX

Schmerzen im Nacken links, breitet sich vom Nacken zum linken Schulterblatt aus, behindert Kopfbewegung nach links, rechts und hinten. Schmerz besser beim Liegen auf der linken, schmerzhaften Seite.
38, C200, 34:10:XX

Schmerzen im Rücken um die zweite Rippe.
16, C30, 01:XX:XX

Tiefer Zerschlagenheitsschmerz zwischen linkem Schulterblatt und Wirbelsäule - empfunden beim Kratzen oder Berühren des Bereichs.
04, C12, 02:08:30

Schmerzen, rechter innerer Schulterblattwinkel.
12, C6, 00:00:19

Beim Erwachen, Schmerzen im rechten Schulterblatt, breiten sich zum Nacken aus. Schlimmer bei rückwärtiger Kopfbewegung oder Drehen des Kopfes.
38, C200, 17:22:XX

Schmerzen zwischen Lendenbereich und mittlerem Rücken.
16, C30, 00:22:50

Schmerzen in den Seiten (dehnen sich vom Brust- zum Lendenbereich aus).
38, C200, 08:XX:XX

Schmerzen im unteren Lendenbereich, besser durch heißes Bad und schlimmer durch Erschütterung und plötzliche Bewegung.
38, C200, 18:XX:XX

Schmerzen und Schwäche im Lendenbereich - schlimmer rechts.
08, C30, 26:XX:XX

Wegen Schmerzen im Sakrum will er vor und zurückschaukeln.
22, C12, 04:09:30

Stechende Kreuzschmerzen, rechts, um 16.00 Uhr. Ein stechender Schmerz im Nacken - erst rechts, dann links und später zurück nach rechts.
10, C200, 07:03:XX

Scharfer, zuckender Stich auf 1/4 der Wirbelsäule abwärts, als hätte etwas eingeschnappt, eine Stunde nach dem Aufstehen.
06, C15, 08:XX:XX

Ich hatte einen schießenden Schmerz im Nacken vom Hinterkopf abwärts.
24, C30, 04:XX:XX

Zuckender, scharfer neuralgischer Schmerz schießt von der linken Schulter in Halsnähe - wie ein elektrischer Schock.
04, C12, 03:XX:XX

Steifheit im Nacken, rechts.
04, C12, 02:XX:XX

Verspannung in Schultern, Nacken und Kopf.
32, C9, 08:XX:XX

Spannung in den Schultern in Ruhestellung.
06, C15, 08:XX:XX

Verspannung in Kopf und Nacken - wie ein Zahnrad, das anspannt.
16, C30, 00:XX:XX

Spannung im Nacken mit Kopfschmerzen.
16, C30, 08:XX:XX

Müdigkeit im Rücken mit Schmerzen im Brustwirbelbereich, breitet sich die Beine abwärts bis zu den Knien aus.
02, C6, 02:XX:XX

Schwäche im Rücken, bewegt sich aufwärts und zu den Seiten.
38, C200, 08:XX:XX

Extremitäten

Nagel des rechten Ringfingers geschwollen, heiß, sehr berührungsempfindlich, eiternd mit gelbem Wasser oder Eiter unter der Haut. Schlimmer um das Nagelbett, mit stechendem Schmerz, 'als seien kleine Stifte hineingesteckt'.
02, C6, 53:XX:XX

Schnitt mir in den linken Mittelfinger, es fing an zu eitern, und der Finger schwoll an.
02, C6, 68:XX:XX

Eine kleine Hautabschürfung auf dem Knöchel des rechten Daumens wurde etwas septisch, berührungsempfindlich und schwoll an - blieb 4-5 Tage lang empfindlich.
02, C6, 17:XX:XX

Hautabschürfung auf dem rechten Daumen wieder septisch - sehr berührungsempfindlich; hämmernder Schmerz wie Pulsieren; leuchtend roter Kreis um eine erhabene gelbe Pustel. Entzündet - Daumen fühlt sich heiß und geschwollen an, steif zu bewegen. Stieß versehentlich den Daumen an, was dünne, gelbe, flüssige Absonderung verursachte. Daumen bessert sich mit Eintrocknen des Eiters, um die innere ursprüngliche Abschürfung bleibt weiße Haut zurück.
02, C6, 37:XX:XX

Enorme Pustel auf der rechten Seite des rechten Ringfingers. Finger heiß und geschwollen bis hinunter zum Knöchel und extrem berührungsempfindlich. Durchdringender Schmerz, als stecke ein Holzsplitter darin. Vor allem brennender Schmerz bei Berührung. Fühlt sich an, als versuche die Haut durch die Schwellung aufzuplatzen. Schlimmer 16.30 Uhr. Später bildet sich wieder eine große Pustel auf dem Finger mit dicklicher grün/gelber Färbung und Hitze im Finger. Dies ist eine zweite Pustel, die sich um die ursprüngliche herum bildet.
02, C6, 54:XX:XX

Die Beine fühlen sich beim Laufen wie Pudding an. Ich habe das Gefühl, sie sorgfältig auf den Bürgersteig plazieren zu müssen, als könnten sie irgendwohin gehen, wohin ich es nicht beabsichtige.
34, C12, 00:03:XX

Unbeholfen und stieß mehr Dinge um als sonst - ließ einen Wasserkessel fallen.
10, C200, 13:XX:XX

Schnitt mir in einen Finger und verletzte einen Fingernagel am Kofferraum.
08, C30, 01:XX:XX

Mir ist kalt, vor allem an Händen und Unterschenkeln.
16, C30, 01:XX:XX

Die Finger der linken Hand fühlen sich kalt und taub an.
10, C200, 14:XX:XX

Die Hände fühlen sich von außen eiskalt an, obwohl innerlich warm.
10, C200, 09:XX:XX

Hände kalt.
08, C30, 01:XX:XX

Knie kalt.
16, C30, 01:XX:XX

Füße kalt mit Hitzewallungen, während ich im Freien gehe.
18, C200, 00:XX:XX

Rechter Fuß eiskalt - muß ihn immer wieder kreisen lassen, um die Zirkulation anzuregen.
04, C12, 02:02:XX

Rechter Fuß sehr kalt, linker Fuß warm mit Frostbeulen und Juckreiz. Dies ist eine Umkehrung des normalen Zustandes (rechter Fuß wird schnell warm mit Frostbeulen und der linke ist kalt).
04, C12, 02:XX:XX

Empfindung von Kälte auf der lateralen Seite der rechten Fußsohle, breitet sich aufwärts über das Bein aus.
12, C6, 08:XX:XX

Rechtes Bein und Fuß sehr kalt, vor allem unterhalb des Knies, als bliese kalte Luft darüber. Läßt sich nicht aufwärmen, obwohl ich den ganzen Tag nahe der Heizung sitze und mein übriger Körper sich warm anfühlt.
04, C12, 02:08:30

Füße sehr kalt.
04, C12, 00:10:30

Fußpilz jetzt zwischen zweiter und dritter Zehe, rechter Fuß. Haut aufgesprungen und rot zwischen den Zehen. Eine blutige, gelbe Absonderung, die eine harte gelbe Kruste zwischen den Zehen hinterläßt. Zehen leicht geschwollen und empfindlich beim Gehen.
02, C6, 37:XX:XX

Starker Juckreiz an der vierten Zehe links, sieht rot und geschwollen aus, wie eine Frostbeule.
10, C200, 07:XX:XX

Riß unter der vierten Zehe des rechten Fußes.
02, C6, 34:XX:XX

Riß rot und wund unter der rechten Zehe - schmerzhaft beim Gehen.
02, C6, 35:XX:XX

Gefühl von Ameisenlaufen an der Innenseite des rechten Unterschenkels.
34, C12, 09:XX:XX

Warme, glühende Hände beim Erwachen.
22, C12, 07:XX:XX

Heiße Oberschenkel und kalte Füße.
04, C12, 01:12:XX

Kriechendes Gefühl die Oberschenkel aufwärts, unmittelbar oberhalb der Knie, die Oberschenkel fühlen sich heiß an.
04, C12, 01:12:XX

Füße fühlen sich heiß an.
22, C12, 04:11:XX

Nägel wirken brüchiger als sonst - zwei sind heute abgebrochen.
10, C200, 25:XX:XX

Taubheitsgefühl/Eingeschlafen in den Fingern der rechten Hand - schlimmer am Nachmittag.
10, C200, 50:XX:XX

Die Spitze des rechten Mittelfingers ist taub geworden.
10, C200, 10:04:XX

Leichtes Taubheitsgefühl und Prickeln in den Armen.
08, C30, 00:00:10

Taubheitsgefühl in der rechten Hand.
10, C200, 03:XX:XX

Die Spitze des rechten Daumens fühlt sich taub an.
10, C200, 20:XX:XX

Unterschenkel fühlen sich taub und kalt an, wie tot, mit Prickelgefühl - wie winzige punktuelle elektrische Stöße überall, als käme wieder Leben in sie zurück. Gefühl,

als seien die Schuhe zu eng. Ausziehen der Schuhe linderte ein wenig, aber das Gefühl blieb. Im Sitzen wollte ich immer noch mit der Füßen zappeln - das machte keinen Unterschied. Die Empfindung kroch zu den Unterschenkeln hoch und hielt den ganzen Tag an. Schlimmer am Abend, als ich im Bett lag.
02, C6, 12:XX:XX

Fußsohlen fühlten sich beim Gehen taub an.
10, C200, 44:XX:XX

Schmerzen in Schultern und Armen breiten sich auf beiden Seiten zu den Fingern aus.
34, C12, 00:02:XX

Schmerzen im rechten Arm, nehmen ständig zu, nachdem ich mir einen Splitter in den Fingernagel der rechten Hand getrieben habe. Hatte das Gefühl, ich bekäme Wundstarrkrampf.
08, C30, 20:XX:XX

Der linke Arm tut weh - schlimmer, wenn er herunter hängt.
10, C200, 14:XX:XX

Kneifender Schmerz im Handgelenk nach dem Schreiben.
04, C12, 02:01:XX

Schmerz in der rechten Hand, als richte jemand Licht darauf.
16, C30, 01:XX:XX

Muskeln im rechten Gesäß sehr wund beim Schaukeln auf dem Sitz nach rechts sowie steif und wund bei Bewegung, so daß ich nach dem Aufstehen zunächst leicht humpeln muß.
04, C12, 02:01:XX

Schmerz in der rechten Kniekehle.
38, C200, 31:XX:XX

Erwachte mit zuckenden Stichen in den Verbindungsknochen zwischen linkem Fuß und Zehe. Hinkte anfangs nach dem Aufstehen, wurde aber nach Lockerungsübungen besser.
08, C30, 06:XX:XX

Vorübergehender scharfer Schmerz im rechten Schienbein.
34, C12, 00:02:XX

Schmerzen in den Schienbeinen unmittelbar unterhalb des Knies.
10, C200, 04:XX:XX

Beim Aufwachen, während ich im Bett liege, nehme ich Wundheitsgefühl und Empfindlichkeit in den Fußsohlen wahr - ein rohes Gefühl, als wäre ich viel gelaufen.
02, C6, 11:XX:XX

Brennende Schmerzen in linker Schulter und linkem Oberarm.
10, C200, 18:XX:XX

Brennende Empfindung der Fußsohlen, leicht während des Tages, aber schlimmer, wenn ich das Gewicht von den Füßen nehme - d.h. mich hinsetze oder vor allem, wenn ich mich ins Bett lege.
02, C6, 17:XX:XX

Brennende Fußsohlen und prickelndes Gefühl über den Füßen, mit den Anfängen einer Erkältung.
02, C6, 46:XX:XX

Brennende Fußsohlen im Bett - nicht besser, wenn ich sie aus dem Bett hervor strecke.
02, C6, 12:XX:XX

Scharfer neuralgischer Schmerz schießt von der linken Schulter nahe am Hals wie ein elektrischer Schock.
04, C12, 03:00:30

Splitterähnliche Schmerzen im rechten Ellbogen, „als stecke ein Glasstück in dem Knochen". Schlimmer durch Berührung.
18, C200, 07:XX:XX

Scharfer, schießender Schmerz das rechte Bein abwärts.
04, C12, 02:XX:XX

Schießender Schmerz in der rechten Ferse - als hätte ich mir etwas eingetreten.
08, C30, 03:XX:XX

Pochender Schmerz in der großen Zehe des rechten Fußes, medialer Rand.
18, C200, 07:01:XX

Kalter Schweiß auf den Handflächen, mit Besorgnis.
16, C30, 05:XX:XX

Gewohnte Tendenz, am Daumen zu zupfen, bis es blutet, hat sich verringert. (Heilwirkung)
12, C6, 07:XX:XX

Fußsohlen fühlen sich noch immer etwas kribbelig an, als laufe man barfuß über einen grobkörnigen Straßenbelag.
02, C6, 32:XX:XX

Pulsieren in rechter Hand, Daumen und Mittelfinger.
18, C200, 02:14:XX

Pochen in Armen und Händen.
18, C200, 00:14:XX

Die Füße pochen, als sei ich den ganzen Tag auf den Beinen gewesen.
02, C6, 00:13:45

Erwachte um Mitternacht von innerer Ruhelosigkeit in den Beinen, das trieb sie aus dem Bett - mußte aufstehen und in den unteren Stock gehen, um sich zu bewegen. Ruhelosigkeit so intensiv, daß sie sich nur Linderung verschaffen konnte, indem sie sich auf den Rücken legte und mit den Beinen in der Luft kräftige Radfahrbewegungen machte.
02, C6, 54:XX:XX

Beine ruhelos, mit Schmerzen hinter den Knien, als müßten sie gestreckt werden, mit leichtem Kriechgefühl die Schenkel aufwärts, unmittelbar oberhalb der Knie. Die Oberschenkel fühlen sich heiß an und beide Füße kalt.
04, C12, 01:12:XX

Schwere und Ruhelosigkeit in beiden Beinen in der Nacht.
34, C12, 12:XX:XX

Hände zittern bei dem Versuch zu schreiben.
04, C12, 01:08:XX

Hände zittern nach Wut.
04, C12, 01:08:XX

Beim Aufstehen bemerkte ich Steifheit in der rechten Leiste, am oberen Ende des Oberschenkels und dem unteren Teil des Gesäßes, die sich den hinteren Oberschenkel entlang bis zum Knie ausbreitete, so daß ich das Bein strecken wollte.
04, C12, 01:22:XX

Beim Aufwachen leichtes Hinken. Bis ich mich aufgelockert hatte, konnte ich die Zehen des linken Fußes nicht beugen und somit nicht richtig gehen.
08, C30, 03:XX:XX

Steifheit der Beine beim Treppensteigen, begleitet von drei oder vier starken Herzschlägen.
22, C12, 04:11:XX

Die Finger fühlen sich geschwollen und steif an, obgleich sie nicht geschwollen aussehen.
34, C12, 00:02:XX

Prickeln in der linken Hand - scheint aufzutreten, wenn ich Dinge greife.
08, C30, 01:11:20

Beim Zubettgehen nehme ich ein Prickeln in den Beinen wahr.
02, C6, 10:XX:XX

Kribbelndes, prickelndes Gefühl in den Füßen, das sich zu den Knien ausdehnt, wie Ameisenlaufen rauf und runter, ohne Taubheitsgefühl - später in den Armen von den Händen bis zu den Ellbogen.
02, C6, 02:16:45

Kribbelgefühl an der Rückseite des rechten Beins abwärts von oben nach unten, dann konzentriert an der oberen Rückseite des rechten Beins.
32, C9, 01:XX:XX

Knie fühlen sich müde an.
02, C6, 02:XX:XX

Waden fühlen sich schwer und müde an.
18, C200, 00:03:XX

Plötzliches Gefühl von totaler Müdigkeit, vor allem in den Beinen, mit Übelkeit und Gähnen. Konnte die Beine kaum zum Gehen heben.
38, C200, 20:07:XX

Verlor viel Muskelkraft, nicht so stark wie sonst. Ich kann Gegenstände nicht so leicht aufnehmen, habe vor allem Schwierigkeiten, Gegenstände zu heben.
24, C30, 100:XX:XX

Wollte spazierengehen, aber die Beine fühlen sich schwach und 'wie Pudding' an.
16, C30, 02:XX:XX

Die Beine fühlen sich schwach an.
02, C6, 00:04:30

Die Beine fühlen sich schwach an.
10, C200, 14:XX:XX

Beine 'wie Pudding' bei dem Versuch zu tanzen.
16, C30, 01:XX:XX

Zuckende Stiche in den Sehnen des rechten Fußknöchels. Ziehendes Gefühl im rechten Knöchel.
16, C30, 00:00:30

In der Rückseite der rechten Kniescheibe setzten bei Erregung im Theater Zuckungen ein.
18, C200, 04:XX:XX

Schlaf

Schlaf tief und erfrischend.
28, C200, XX:XX:XX

Tiefer Schlaf.
12, C6, 07:XX:XX

Schlaf sehr tief - sonst leichter Schlaf mit Träumen.
08, C30, 00:XX:XX

Schlafe sehr gut und kann sogar wieder einschlafen, wenn ich in der Nacht geweckt wurde. Erwache erfrischt - sofort hellwach.
08, C30, 07:XX:XX

Schlaf häufig unterbrochen - Verlagerung von einer Position in die andere schmerzhaft.
38, C200, 18:XX:XX

Möchte mit hoch gelagertem Kopf schlafen wegen Halsschmerzen und verstopftem Kopf.
04, C12, 25:13:30

Schlaf erfrischend.
38, C200, 03:XX:XX

Nachts ruhelos, beim Aufwachen Empfindung, viel getan zu haben.
38, C200, 03:XX:XX

Verlangen, mich zusammenzukauern und einzuschlafen.
32, C9, 00:00:10

Schlief während eines Examens ein.
24, C30, 100:XX:XX

Würde gern den ganzen Tag lang schlafen.
16, C30, 12:XX:XX

Sehr schläfrig am Morgen - brauchte häufig kurze Nickerchen während des Tages.
18, C200, 01:01:XX

Plötzliche Schläfrigkeit am Abend.
18, C200, 00:XX:XX

Kopf schmerzhaft, mit Benommenheit den ganzen Tag lang.
24, C30, 02:XX:XX

Schläfrigkeit am Nachmittag, während ich Kinder unterrichte.
02, C6, 00:07:XX

Schläfrig am Morgen, aber konnte nicht schlafen.
18, C200, 03:XX:XX

Konnte bis zum frühen Morgen nicht einschlafen.
14, C15, 08:XX:XX

Schlaflos, etwa eine Stunde lang, nachts.
04, C12, 03:14:30

Konnte nicht schlafen wegen zuviel guter Gefühle.
16, C30, 20:XX:XX

Konnte ewig nicht einschlafen, mit Reizbarkeit.
10, C200, 15:12:XX

Schlaflos durch Gedanken nachts.
24, C30, 100:XX:XX

Kann nicht schlafen, weil die Gedanken surren. Zuviel geistige Aktivität, um schlafen zu können. Sehr müde.
16, C30, 06:XX:XX

Wachte auf, schwierig, wieder einzuschlafen, wegen zu vieler Gedanken. Zwei Stunden lang wach.
16, C30, 00:10:30

Erwachte mehrmals während der Nacht.
04, C12, 02:XX:XX

Erwachte in der Nacht.
38, C200, 01:12:30

Erwachte in der Nacht mit fürchterlichem Schrecken - zitternd, im Begriff zu schreien.
08, C30, 15:XX:XX

Erwachte mehrmals in der Nacht, einmal von einem Traum, daß ich eine Arzneimittelprüfung durchführte.
10, C200, 00:12:XX

Sehr warm im Bett in der Nacht beim Erwachen. Schwitzen am ganzen Körper. Mußte die Gliedmaßen abdecken, um mich abzukühlen.
38, C200, 00:13:45

Erwachte früh mit dem Drang aufzustehen.
28, C200, 06:XX:XX

Erwachte häufig in der Nacht mit geschäftigen Träumen.
04, C12, 02:XX:XX

Hellwach, 2.00 Uhr.
18, C200, 01:18:10

Erwachte um 4.00 Uhr.
12, C6, 04:12:30

Erwachte um 5.00 Uhr.
12, C6, 07:XX:XX

Ein Gähnanfall. Schläfrig gegen Mittag - konnte nicht aufhören zu gähnen. Viel besser nach dem Mittagessen.
32, C9, 08:XX:XX

Träume

Träume von großer Verwirrung.
10, C200, 12:XX:XX

Verwirrte Träume.
10, C200, 38:XX:XX

Keine Erinnerung an Träume.
08, C30, 00:XX:XX

Vielfach keine Erinnerung an Träume.
12, C6, 12:XX:XX

Gewöhnlich erinnere ich mich nicht an Träume, aber während der Arzneimittelprüfung waren sie sehr lebhaft.
02, C6, XX:XX:XX

Traum von reichlichem schuppigem gelbem Schleim, der aus der Nase in ein Becken fließt.
14, C15, 04:XX:XX

Hatte sonst 'déjà vu'-Träume in dem Sinne, daß Situationen, von denen ich träumte, später in der Wirklichkeit eintraten. Dieses Symptom hörte während der Prüfung auf.
24, C30, 100:XX:XX

Traum, daß ich mit kühlem Kopf handle und meine Gefühle unterdrücke. Hatte Kopfschmerzen im Traum und erwachte mit Kopfschmerzen.
12, C6, 29:XX:XX

Traum, daß mein Vater starb - sehr

aufwühlend.
24, C30, 100:XX:XX

Traum, daß ein Auto beim Vorbeifahren an Häusern in zwei Hälften gespalten wurde.
24, C30, 01:XX:XX

Traum, daß ich im Taxi nach Cambridge fuhr.
14, C15, 14:XX:XX

Traum von jemandem namens „Lynda Farebrother", die ich nicht kenne.
14, C15, 17:XX:XX

Traum von dem Arbeitskreis. In einer Stadt, alle außer mir gehen zu einer Hochzeit - ich mußte mit meinem Sohn zurückbleiben.
10, C200, 07:XX:XX

Träumte von einem Mann, mit dem sie früher eine Beziehung gehabt hatte - hatte das Gefühl, ihn los werden zu wollen. Träumte, daß sie viele Lagen Kleidung übereinander trug.
28, C200, 01:13:XX

Traum, daß der Leberfleck neben meiner Nase viel größer wurde, und ich hatte Angst, ihn herausschneiden zu müssen. Im Traum war der Leberfleck auf meiner rechten Gesichtsseite, in Wirklichkeit ist er links.
10, C200, 00:12:XX

Träumte, ich sei in einem buddhistischen Gebetspalast und lernte, Vorbeterin zu werden.
02, C6, 07:XX:XX

Traum von einem früheren Freund [Liebhaber] - warmes Gefühl.
12, C6, 18:XX:XX

Traum von dem Tag vor Weihnachten, die Eisenbahnlinie, die unten am Rand des Gartens vorbei führt; versuche, die letzte Bahn nach Schottland zu erwischen. Habe noch eine Minute Zeit - versuche zu packen und mich anzuziehen, werfe alles in einen Koffer. Draußen noch dunkel - überall tiefer Schnee.
10, C200, 12:XX:XX

Traum von Farben - blauen Meeren.
24, C30, 02:XX:XX

Träume von Farben.
24, C30, 100:XX:XX
Träume sind aktiver und geschäftiger.
14, C15, XX:XX:XX

Geschäftige Träume von allen, die ich kenne; sie tun eigenartige Dinge.
04, C12, 02:XX:XX

Eiliger, geschäftiger Traum von Postangestellten.
14, C15, 12:XX:XX

Aktiver, geschäftiger Traum von einer Massenversammlung und Reden, die gehalten werden und davon, daß ich Margaret Thatcher zur Rede stelle.
14, C15, 13:XX:XX

Träume, daß ich Teppiche und schmutzige Betten in einer großen Wohnung mit dem Staubsauger reinige.
12, C6, 07:XX:XX

Träumte ich sei schwanger. Gemischte Gefühle - Schamgefühl bei der Vorstellung, es meiner Familie zu sagen.
10, C200, 19:XX:XX

Träume allgemein mehr von meinen Kindern als je zuvor.
02, C6, 40:XX:XX

Träume, daß ihre Tochter von Terroristen festgehalten wird - versuche, Hilfe zu finden, um sie zu retten, konnte es aber nicht.
02, C6, 38:XX:XX

Träume von ungezogenem Enkelsohn, wie er auf die Schienen der Untergrundbahn springt, während sie wie angewurzelt auf ihrem Platz stand - im letzten Moment gerettet.
14, C15, 59:XX:XX

Traum von den Kindern und auch ein sexuelles Element, aber nicht sicher, ob beides miteinander verbunden war. Da stand

ein Pfosten, wie ein Maibaum ohne Bänder, und ein Gefühl, daß ich etwas beenden müßte.
02, C6, 01:XX:XX

Träume, daß mein Enkel aus einer Quelle gerettet wurde, aber er entglitt den Händen des Retters und wurde von einem Seil erwürgt.
14, C15, 59:XX:XX

Im Traum fahre ich mit meinem Sohn einen Hügel hinauf. Der Hügel wird immer steiler. Wir versuchen, die Straße zu erreichen, die ganz oben entlang führt - sehr hoch und steil wie ein Berg, aber von Häusern bedeckt. Zu steil für den Wagen, also stieg ich aus und ging zu Fuß. Die Straße wurde fast vertikal. Ich mußte von einem Passanten hoch gereicht werden. Ich hatte eine phantastische Sicht, wie aus einem Flugzeug. Mit einer Seilbahn fuhr ich nach unten. Der Körper einer Frau fiel aus einer Seilbahn, die gleichzeitig nach oben fuhr. Ich sah ihn auf die Schienen fallen - dachte, sie sei tot, dann stand sie auf und ging weiter.
10, C200, 12:XX:XX

Traum von einem Mädchen in der Schule, das Selbstmord beging, und daß ich an einem Spiel über den Tod teilnahm.
14, C15, 16:XX:XX

Traum von meiner toten Großmutter am Nachmittag. 16, C30, 16:XX:XX

Traum, daß die Kinder und ihre Freunde in einen Raum kamen, in dem ich mich befand. Sie rauchten. Ich war entsetzt und sagte ihnen, sie sollten das nicht tun. Ich war mit meiner Freundin zusammen (sie hatte in dem Traum graue Haare), und sie sagte mir, ich sei altmodisch. Ich war im Begriff, über ihre Ansichten ziemlich böse zu werden, aber mein Mann sagte ihr, sie solle verschwinden. Dann gingen wir in ein anderes Zimmer. Das Haus sah aus wie das, in dem ich als Kind gelebt hatte. Ich badete meine Tochter. Sie war heiß und fiebrig, und es sah aus, als bekäme sie Zuckungen. Ich eilte zu ihr hin - lebhaft.
02, C6, 02:XX:XX

Unfähig, eine Klasse von Kindern unter Kontrolle zu halten.
04, C12, 17:XX:XX

Traum, daß ich mit meiner Mutter auf dem Rücken an einem Pendel schwinge. Ich gab ihr Anweisungen, was sie tun sollte, wenn wir springen müßten. Es gelang ihr, an dem Gerüst nach unten zu klettern, mir aber nicht.
12, C6, 30:XX:XX

Träume von meiner Mutter, die mit einem Ultraleichtflugzeug um die Welt fliegt.
04, C12, 02:XX:XX

Seltsamer Traum von drei Akrobaten (oder Affen), die an Trapezen schwingen. Derjenige, der mich darstellte, war ziemlich erotisch. Er rief immer '16, 16' bei jedem Schwung. Das wurde abgebrochen durch sexuelle Erregung, von der ich aufwachte.
12, C6, 08:XX:XX

Traum, daß ich versuche, mit einem Flugzeug zu fliehen, indem ich mich unten als blinder Passagier verstecke.
32, C9, 02:XX:XX

Zwei Männer sprangen 6 m hoch von einer Ebene zur nächsten an einem alten Betongebäude. Sie sprangen auf und ab wie Hasen oder Kaninchen. Menschen flogen wie Vögel von Hausdächern. Sie sagten mir, das könne ich auch, aber ich war skeptisch.
28, C200, 00:11:00

Im Traum stellten Männer ein riesiges Zirkuszelt auf. Jeder Mann nahm ein Bein, eine Verbindung von einzelnen Gerüstteilen, und sie streckten die Beine alle gleichzeitig aus. Später fand ich eine graue Katze in dem Zelt und nahm sie nach Hause. Dort wurde sie blauer und war sehr freundlich. Sie schnurrte und wollte mit mir heimgehen.
12, C6, 32:XX:XX

Aufregender und melodramatischer Traum von einem Bankraub mit zwei weiteren Frauen, die Taschen vollgestopft mit $20 Scheinen - kaufte 1/4 Pfund Pilze und hatte nicht genug Kleingeld in meinem

Portemonnaie. Ich zahlte mit einer $20 Note, war aber unsicher, weil die Nummer überprüft werden könnte. Einer meiner Komplizen beruhigte mich - wir hatten es am Freitagabend getan, also konnte es noch nicht entdeckt worden sein.
04, C12, 00:XX:XX

Träume von Geld und vom Zählen und Stapeln großer Geldmengen.
04, C12, 03:XX:XX

Traum von meinem Freund, der sich durch ein Loch in seiner Unterhose exhibitioniert.
04, C12, 02:XX:XX

Mehrere erotische Träume von Leuten, die ich nicht mit sexuellen Gedanken in Verbindung gebracht habe.
08, C30, 28:XX:XX

Ich fuhr in einem Wagen hinter einem weißen LKW. Ich wollte überholen. Ich merkte, daß ich im zweiten Gang fuhr, legte den dritten ein und fuhr vorbei. Ich merkte, daß Mitglieder meiner Familie im Wagen mich zurückhielten.
28, C200, 02:13:XX

Ein furchterregender Traum, daß ein Bekannter von mir im Gefängnis war. Er war eines Gewaltverbrechens angeklagt - eines Mordes, dessen Zeugin ich gewesen war. Eine weitere unschuldige Person war ebenfalls angeklagt. Ich mußte entscheiden, ob ich die Wahrheit sagen und die Person, die ich kannte, ins Gefängnis schicken, oder ob ich aus Angst vor ihm schweigen sollte und zulassen, daß die unschuldige Person leiden mußte. Ich wollte die Wahrheit sagen, hatte aber Angst, wollte der Sache aus dem Wege gehen und davonlaufen. Die Polizei wollte mich als Zeugin haben, und es bestand die Wahrscheinlichkeit, daß ich belastet würde.
16, C30, XX:XX:XX

Entsetzlicher Traum von Totschlägen, Morden und Selbstmorden, alle vage verbunden mit mir. Er schien Stunden zu dauern und kehrte wieder, nachdem ich um 3.00 Uhr aufgewacht war.
34, C12, 12:XX:XX

Traum: Bei der Arbeit sah ich, daß der Techniker den Fußboden falsch verkabelte. Er schaltete ein und setzte alle unter Strom. Alle starben. Ich rannte zu den beiden Hauptschaltern, und wir versuchten, alle wieder zusammenzusetzen. Als ich aufwachte, dachte ich, es sei wirklich geschehen. Ich war entsetzt und schockiert. Es jagte mir einen riesigen Schrecken ein.
24, C30, 100:XX:XX

Träume von Spionen, Widerstandsbewegungen, Aufregung, Spannung und aufpassen, daß man nicht gefangen wird.
14, C15, 02:XX:XX

Träumte, daß ich aus Knochen eine Klemme konstruierte und sie über der Schnauze eines Kamels anbrachte, bevor es aufwachte.
12, C6, 30:XX:XX

Fürchterlicher Traum von kranken Kühen, die dahinsiechen, befallen von einer Art „Rinder-Aids“. Mich überkam ein furchtbares, herabsinkendes, hilfloses Weltuntergangsgefühl.
04, C12, 00:XX:XX

Träumte, ich sei Seglerin auf einem Schiff zu Kriegszeiten. Eine Frau ist gestorben, sie liegt ganz eingewickelt da. Wir legen sie an einen anderen Platz, aber unterwegs fängt sie an sich zu bewegen und zu sprechen.
02, C6, 55:XX:XX

Ekelerregender Traum, daß ich Crèpes bestelle gefüllt mit Kaninchen und Kätzchen. Die winzigen Tiere waren vollständig und lebendig in Tomatensauce, bewegten sich aber nur wenig. Ich schaffte es, meinen Teller leer zu essen, denn es schmeckte gut, aber ich ekelte mich davor, und ich war erleichtert, als ich fertig war. Mein Entsetzen kehrte wieder, als meine Freundin mit einem Teller desselben Gerichtes hereinkam, und ich sollte ihr beim Essen helfen. Meine Abscheu wurde schlimmer, als sich eines der Kätzchen an meine Hand klammerte. Dieser Traum tauchte auf, nachdem ich am Abend vorher Hemmungen gehabt hatte, Crèpes mit Fleischfüllung zu essen.
04, C12, 06:XX:XX

Traum, daß ich ein Ereignis im Freien organisiere. Es waren störende Jugendliche dort - sie entleerten enorme, phänomenale Stuhlmengen auf das Gras, wo wir versuchten, ein Festzelt aufzustellen. Ich empfand einfach nur Resignation - es gab soviel Dreck sauber zu machen, wie wenn das Baby viel schmutzig gemacht hat.
08, C30, 14:XX:XX

Frost

Frostschauer gefolgt von Hitze.
18, C200, 01:XX:XX

Fröstelnd bei Grippe.
24, C30, 05:XX:XX

Vorübergehendes Fröstelgefühl.
34, C12, 00:01:45

Fieber

Fiebrig.
14, C15, 60:XX:XX

Fiebrig während der Nacht mit lebhaften Alpträumen.
14, C15, 59:XX:XX

Fiebriges Gefühl in der Nacht mit Schwitzen.
22, C12, 05:XX:XX

Kalt, dann heiß. Mein Gesicht fühlte sich heiß an - beim Fiebermessen war meine Temperatur normal. Ich fühlte mich innerlich und äußerlich heiß und hatte rote Wangen.
24, C30, 06:XX:XX

Ich fühlte mich heiß und kalt.
24, C30, 06:XX:XX

Etwas fiebrig beim Erwachen.
10, C200, 31:XX:XX

Schweiß

Schwitzen und sehr kalt.
16, C30, 07:04:XX

Erwachte von furchterregendem Traum in kaltem Schweiß.
28, C200, 09:XX:XX

Erwachte in kalten Schweiß gebadet und emotional aufgewühlt.
16, C30, 25:XX:XX

Kalter Schweiß mit paranoider Angst.
16, C30, XX:XX:XX

Schwitzen mit Hitze und Körpergeruch beim Erwachen.
06, C15, 05:XX:XX

Schweiß am ganzen Körper während der Nacht mit fiebrigem Gefühl.
22, C12, 05:XX:XX

Schwitzen während des Schlafs.
38, C200, 01:XX:XX

Klammer Schweiß im Bett, nachts, während des Schlafs.
06, C15, 04:XX:XX

Haut

Gesteigerte Tendenz zu herpetiformen Ausschlägen.
12, C6, XX:XX:XX

Bekam einen Sonnenbrand, hauptsächlich auf der linken Seite des Rückens, obgleich der ganze Rücken der Sonne ausgesetzt war - sehr eigenartig.
24, C30, 100:XX:XX

Allgemeinsymptome

Verschlimmerung morgens beim Erwachen.
38, C200, XX:XX:XX

Besserung tagsüber.
38, C200, XX:XX:XX

Schlimmer vormittags und abends. Besser nachmittags.
18, C200, XX:XX:XX

Schlimmer nachmittags.
16, C30, XX:XX:XX

Verschlimmerung abends - oft 21.00 Uhr.
38, C200, XX:XX:XX

Besser abends.
16, C30, XX:XX:XX

Fühle mich abends besser als früher am Tag.
10, C200, 32:XX:XX

Ruhelos, seufzend, möchte hinaus an die frische Luft (mit Abszeß am Finger).
02, C6, 54:XX:XX

Fühlt sich besser an frischer Luft.
02, C6, 54:XX:XX

Fühlte mich sehr gut an frischer Luft.
08, C30, 00:09:45

Erkältungsneigung.
22, C12, 02:XX:XX

Erkältungsneigung.
32, C9, 02:XX:XX

Erkältung - Neigung zu Erkältung mit Husten, Halsschmerzen, Katarrh, dickem Kopf, Gesichtsschmerzen und Kitzeln im Hals.
04, C12, 24:XX:XX

Erkältungsneigung.
10, C200, XX:XX:XX

Am Abend fühlte ich mich 'grippal' müde - ging früh zu Bett.
12, C6, 04:11:18

Essen bessert.
32, C9, XX:XX:XX

Abmagerung, obwohl ich gut gegessen habe.
24, C30, 100:XX:XX

Gewichtsverlust.
12, C6, 24:XX:XX

Warmes Glühen beim Erwachen.
22, C12, 07:XX:XX

Ich fühle mich wärmer als sonst.
34, C12, 00:01:30

Hitzegefühl im Körper.
28, C200, 59:XX:XX

Wärmegefühl.
22, C12, 04:XX:XX

Plötzliches Hitzegefühl - mußte mich vom Feuer entfernen. Fühlte mich besser durch die Bewegung.
18, C200, 01:05:XX

Sehr warm mit Schwitzen am ganzen Körper, beim Erwachen nachts. Mußte die Gliedmaßen abdecken, um mich abzukühlen.
38, C200, 00:13:45

Hitzewallungen nur am Oberkörper, griffen später auf Beine und Gesicht über.
18, C200, 09:XX:XX

Plötzliche Hitzewallung, fühle mich sehr heiß, zittere am ganzen Körper, mit Übelkeit. Das hielt etwa zehn Minuten an, dann war die Wallung vorüber, aber ich fühlte mich noch etwa eineinhalb Stunden lang schwach.
34, C12, 01:10:XX

Hitzewallungen, mit Pochen, am Oberkörper.
18, C200, 01:XX:XX

Hitzewallung, mit kalten Füßen, während ich draußen ging.
18, C200, 00:XX:XX

Fröstelnd - Verlangen, nahe am Feuer zu sein.
32, C9, 08:XX:XX

Frösteln - sehr kalt.
16, C30, 01:XX:XX

Fühlte mich viel kälter - vor allem Abneigung gegen trockenes, kaltes, frostiges Wetter.
24, C30, 100:XX:XX

Kälteempfindlicher als früher.
08, C30, 09:XX:XX

Sehr kalt, mit Schwitzen.
16, C30, 07:04:XX

Kalt und schwach.
16, C30, 04:05:XX

Fröstelte den ganzen Tag.
18, C200, 09:XX:XX

Fühle mich kalt und kann nicht richtig warm werden.
04, C12, 21:XX:XX

Besser durch Wärme.
16, C30, 01:XX:XX

Fühle mich nach der Arzneimittelprüfung wärmer. Nicht so fröstelnd wie sonst. (Heilwirkung)
22, C12, 100:XX:XX

Wärmer in mir. (Heilwirkung)
22, C12, 20:XX:XX

Sehr lethargisch und schwach den ganzen Tag lang. Würde gern den ganzen Tag schlafen.
16, C30, 12:XX:XX

Lethargie, fühlte mich wie verlangsamt.
22, C12, 05:XX:XX

Fühle mich nach dem Mittagessen sehr müde. Fühle mich lethargisch und habe keine Energie, irgendetwas zu tun.
02, C6, 02:06:30

Ich fühlte mich den ganzen Tag lang müde - hatte keine Lust zu rauchen, zu essen.
24, C30, 06:XX:XX

Fühlte mich sehr gut unmittelbar vor der Menses - sehr ungewöhnlich.
08, C30, 15:XX:XX

Flaues Gefühl im Magen, das sich über den ganzen Körper ausbreitet.
32, C9, 01:XX:XX

Immer noch gelegentlich Taubheitsgefühle.
10, C200, 50:XX:XX

Schmerzempfindung im ganzen Körper, sehr generalisiert.
34, C12, 00:XX:XX

Brennende Schmerzen.
02, 04, 10, 28

Schmerzen, roh.
04, 38

Scharfe Schmerzen.
04, 06, 10, 12, 16, 18, 32, 34, 38

Schießende Schmerzen.
08, 16, 24

Stechende Schmerzen.
02, 10, 28

Pochende Schmerzen.
10, 18, 28

Pochen und Pulsieren am ganzen Körper.
18, C200, 01:04:XX

Pulsieren - Oberkörper (Herz, Brust, Arme und Hände).
18, C200, 00:14:XX

Übelkeit, während ich das Essen zubereitete, und Anflug von Kopfschmerzen kehrte auf den Tag genau ein Jahr nach Beginn der Arzneimittelprüfung wieder.
02, C6, XX:XX:XX

Ein Jahr später, Wiederkehr der folgenden Symptome: Taubheit und Prickeln in den Lippen; verspätete Periode; seltsame orangefarbene Absonderung aus Nase und Brust; Angst schwanger zu sein und Verlassenheitsgefühl.
08, C30, XX:XX:XX

Übelkeit und Kopfschmerzen schlimmer, während ich im Wagen fahre.
02, C6, 01:XX:XX

Einseitige Symptome - Umkehrung der ursprünglichen Seite.
04, C12, XX:XX:XX

Über Kreuz auftretende Symptome - linker Oberkörper und rechter Unterleib.
04, C12, XX:XX:XX

Von links nach rechts (Juckreiz in den Ohren).
34, C12, XX:XX:XX

Verschlimmerung auf der linken Seite - Kopf, Mund, Hals, Gesicht, Extremitäten.
10, C200, XX:XX:XX

Alles schlimmer auf der linken Seite - Hals, Nase, Augen.
22, C12, XX:XX:XX

Rechtsseitige Symptome an Beinen, Hals, Abdomen, Schienbeinen und Ohr.
34, C12, XX:XX:XX

Rechtsseitige Symptome während der gesamten Arzneimittelprüfung.
32, C9, XX:XX:XX

Verschlimmerung auf der rechten Seite - Rücken und Extremitäten.
10, C200, XX:XX:XX

Symptome hauptsächlich rechtsseitig, mit einigen Symptomen, die von rechts nach links wandern.
18, C200, XX:XX:XX

Ein schießender Schmerz im Nacken, vom Hinterkopf abwärts; Empfindung, als würde der Verstand abwärts gezogen; pelziger Hals von der Zunge abwärts.
24, C30, 04:XX:XX

Prickeln in den Beinen - wandert abwärts.
32, C9, XX:XX:XX

Senkungsgefühl.
10, C200, 17:XX:XX

Schütteln und Zittern.
16, C30, 10:XX:XX

Zittern mit Angst.
32, C9, 04:XX:XX

Inneres Zittern nach Angst.
32, C9, 04:XX:XX

Zittern beim Aufstehen - hätte kollabieren können, fühlte mich ausgelaugt.
22, C12, 04:XX:XX

Besser beim Erwachen.
04, C12, 22:XX:XX

Fühle mich schwach.
16, C30, 01:XX:XX

Fühle mich heute schwach, müde und grippal - besser, wenn ich mich hinsetze und ausruhe.
10, C200, 08:XX:XX

Fühle mich körperlich schwach - Anstrengung fällt mir schwer.
32, C9, 04:XX:XX

Fühle mich sehr schwach und einer Ohnmacht nahe, konnte mich nicht aufrecht halten. Ich wollte mich hinlegen und die Augen schließen. Besser nach dem Essen.
32, C9, 04:XX:XX

Schwäche mit Übelkeit.
06, C15, 23:XX:XX

Fühle mich sehr verwirrt und schwach.
10, C200, 12:XX:XX

Schwach und erschöpft, mit kaltem Schweiß.
16, C30, XX:XX:XX

Durch jeglichen Druck fühle ich mich körperlich schwach.
10, C200, 17:XX:XX

Schwach und etwas schwindlig nach einem Bad.
16, C30, 04:03:30

Fühlte mich ausgelaugt.
24, C30, 100:XX:XX

Fühlte mich den ganzen Tag lang sehr müde.
10, C200, 49:XX:XX

Keine Energie, müde, keine Lust, irgendetwas zu tun.
18, C200, 01:01:XX

Schwere und Müdigkeit, besser durch geistige Anstrengung, aber Übelkeit hält an.
02, C6, 00:13:45

Fühle mich müde in der unteren Körperhälfte - Schmerzempfindung.
02, C6, 02:06:30

K.o., fühle mich total erschlafft und unfähig, irgendetwas zu tun.
16, C30, 00:00:30

Körperlich und innerlich niedergedrückt - fühle mich erschöpft.
10, C200, 50:XX:XX

Müdigkeit im Sitzen.
06, C15, 00:07:XX

Wurde im Verlauf des Morgens zunehmend müder.
18, C200, 00:03:XX

Fühlt sich am Morgen müde.
02, C6, 02:02:30

Müde und reizbar beim Erwachen.
10, C200, 17:XX:XX

Am Vormittag, nach dem Essen, fühle ich mich träge und müde.
12, C6, 01:17:00

Am Nachmittag, Empfindung von Müdigkeit - allerdings Erleichterung, als sei Erkältung ausgebrochen.
22, C12, 06:XX:XX

Am Abend, Schlappheit besser.
02, C6, 02:12:30

Energie gut den ganzen Tag lang; fühlte mich nie müde.
38, C200, 06:08:XX

Sehr angegriffen durch das nasse Wetter. Ein feuchter Tag kann mich richtig fertig machen. Ich kann anhand dessen, wie ich mich morgens beim Aufstehen fühle, beinahe vorhersagen, wie das Wetter wird.
08, C30, 100:XX:XX

Während der Arzneimittelprüfung fühlte ich mich jedesmal bei bedecktem Wetter ganz schlecht.
08, C30, 100:XX:XX

Fühlte mich besser und stimuliert durch starken Wind - Verlangen nach einem Spaziergang.
02, C6, 02:05:XX

Eine kleine Abschürfung auf dem Knöchel des rechten Daumens wurde etwas septisch, berührungsempfindlich und geschwollen - blieb 4-5 Tage lang empfindlich (schlecht heilende Wunden).
02, C6, 17:XX:XX

Trieb mir einen Splitter vom Fußboden in den Nagel des rechten Mittelfingers. Gefolgt von Schmerzen in Leisten und Arm und Steifheit im Kiefer auf derselben Seite.08, C30, 20:XX:XX

Repertorisation von Hydrogenium

Code: K=Kent, KK=Künzli, SR=Synthetisches Repertorium, CR=Complete Repertory, NR=Neue Rubrik

Wertung durch Prüfer pro Symptom

Mind - Gemüt

Absentminded 1 K Zerstreut/unaufmerksam
~, morning 1 K ~, morgens
~, evening 1 NR ~, abends
Absorbed 1 K Gedanken versunken, in
Abstraction of mind 1 K Geistesabwesend
Activity, mental, evening 1 SR Aktivität, geistige, abends
~, ~, night 1 SR ~, ~, nachts
Ailments from quarrels 1 SR Beschwerden infolge von Streit
Alert 2 SR Wachsam
Anger 2 K Wut, Zorn, Jähzorn
~, causeless 1 SR ~, grundlose
~, morning, waking, on 1 K ~, morgens, Erwachen, beim
~, stomach, felt in 1 NR ~, Magen, empfunden im
~, talk, indisposed to 1 SR ~, reden, abgeneigt zu
~, throws things away 1 K ~, wirft Gegenstände von sich
~, violent 1 K ~, heftige
~, 7:30 pm 1 NR ~, 19.30 Uhr
Anguish 1 K Qualvolle Angst
Anticipation 1 CR Erwartungsspannung
~, examination, before 1 CR ~, Prüfung, vor
Anxiety 1 K Angst
~, anticipation, from 1 SR ~, Erwartungsspannung, durch
~, fear, with 1 K ~, Furcht, mit
~, trifles, about 1 K ~, Kleinigkeiten, um
Aversion to everything 1 K Abneigung gegen alles
~, sex, to 1 CR ~, Sexualität, gegen
Awareness, heightened 1 NR Bewußtsein, erhöht
Awkward 1 KK Unbeholfen/ungeschickt
~, knocks against things 1 CR ~, stößt gegen Dinge
Bed, remain in, desire to, morning 1 SR Bett, bleiben, möchte im, morgens
Benevolence 1 K Wohlwollen, Güte
Biting, fingers 1 K Beissen, Finger
Boaster, braggart 1 SR Prahler, Aufschneider
Busy, night 1 NR Geschäftig, nachts
Censorious 1 K Tadelsüchtig, krittelig
~, disposed to find fault or is silent 1 K ~, findet Fehler bei anderen oder ist still
Cheerful 2 K Froh, guten Mutes
~, morning 1 K ~, morgens
~, evening 1 K ~, abends
~, waking, on 1 K ~, Erwachen, beim
Company, aversion to 2 K Gesellschaft, Abneigung gegen
~, ~, alone, > when 2 K ~, ~, allein, besser wenn
~, ~, avoids the sight of people 1 K ~, ~, vermeidet den Anblick von Menschen
~, desire for 1 K ~, Verlangen nach
~, ~, alone < 1 K ~, ~, Alleinsein <
Concentration, active 1 K Konzentration, aktive
Concentration, difficult 3 K Konzentration, schwierige
~, ~, air, > in open 1 SR ~, ~, im Freien >
~, ~, on attempting to, has a vacant feeling 1 K ~, ~, bei dem Versuch zur K., hat ein Leeregefühl
~, ~, calculating, while 1 K ~, ~, Rechnen, beim
~, ~, driving, while 1 NR ~, ~, Autofahren, beim
~, ~, during examinations 1 NR ~, ~, Examen, während
~, ~, studying, reading etc. 2 K ~, ~, Lernen, Lesen etc., beim
~, ~, working, while 1 SR ~, ~, Arbeiten, beim
~, ~, writing, while 1 K ~, ~, Schreiben, beim
Confidence, want of self 1 K Selbstvertrauen, Mangel an
Conflict, higher consciousness and worldly existence, between 1 NR Konflikt, höherem Bewußtsein und weltlicher Existenz, zwischen
Confusion 3 K Verwirrung
~, evening 1 K ~, abends
~, arouse himself, compelled to 1 K ~, aufrütteln, muß sich
~, concentrate the mind, on attempting to 2 SR ~, konzentrieren, bei dem Versuch

sich zu
~, identity, as to his sexual 2 NR ~, Identität, über seine sexuelle
~, time of 1 SR ~, Zeit, über die
~, while writing 1 K ~, Schreiben, beim
Content 1 SR Zufrieden
~, morning 1 NR ~, morgens
Country, desire for 1 SR Landleben, Verlangen nach dem
Death, desires, morning, on waking 1 K Tod, wünscht sich den, morgens beim Erwachen
~, sensation of 1 K ~, Gefühl vom
~, thoughts of 2 K ~, Todesgedanken
Delirium, anxious 1 K Delirium, ängstliches
~, fever, during 1 SR ~, Fieber, während
Delusions, beautiful, things look 1 SR Wahnideen, Dinge sehen schön aus
~, betrayed, that she is 1 NR ~, daß sie verraten wurde
~, body separated from soul, as if 3 CR ~, Körper getrennt von der Seele, als sei
~, crippled old man, is 1 NR ~, alter Krüppel, er sei ein
~, criticised, that she is 1 K ~, kritisiert, sie wird
~, despised, that he is 1 K ~, verachtet, er werde
~, detached 3 CR ~, losgelöst
~, diminished 1 K ~, verkleinert
~, dirty, he is 1 K ~, schmutzig, er ist
~, division between himself and others 1 SR ~, Kluft zwischen sich und anderen
~, downwards, as if being pulled 2 NR ~, abwärts gezogen, er wird
~, ~, as if the mind were pulled 1 NR ~, ~, der Verstand wird
~, dream, as if in a 1 SR ~, Traum, wie in einem
~, energy, moving around in the air, of 1 NR ~, von Energie, die sich in der Luft bewegt
~, enlarged 1 K ~, vergrößert
~, ~, body is 1 SR ~, ~, Körper ist
~, ~, distances are 1 SR ~, ~, Entfernungen sind
~, ~, tall, is very 1 K ~, ~, groß, ist sehr
~, friend, has lost the affection of 1 K ~, Zuneigung des Freundes verloren, hat
~, frightens others, that she 1 NR ~, erschreckt andere, daß sie
~, God, in the presence of, is 1 NR ~, Gott, ist in der Gegenwart von
~, heaven, is in 1 K ~, Himmel, ist im
~, hell, is in 1 K ~, Hölle, ist in der
~, images black 1 K ~, Bilder, schwarze, sieht
~, insane, that people think her 1 K ~, wahnsinnig, Menschen denken sie sei
~, insane, that she will become 1 K ~, geisteskrank werden, sie wird
~, insects, head, back of, on 2 NR ~, Insekten, Hinterkopf, auf dem
~, murder him, others conspire to 1 SR ~, ermorden, ihn zu, andere verschwören sich
~, people, prank with him, carry on all sorts of 1 SR ~, Personen, Streiche mit ihm, treiben allerlei
~, persecuted, that he is 2 K ~, fortwährend angefeindet, er wird
~, poisoned, he has been 1 K ~, vergiftet worden, er ist
~, possessed, being 1 K ~, besessen, ist
~, pregnant, she is 1 K ~, schwanger, sie ist
~, repudiated by society, he is 1 NR ~, verstoßen von der Gesellschaft, er ist
~, separated from the world, he is 3 K ~, abgetrennt von der Welt, er ist
~, smaller, of being 1 K ~, kleiner zu sein
~, strange, everything is 3 K ~, sonderbar, alles ist
~, ~, familiar things seem 1 K ~, ~, gewohnte Dinge erscheinen
~, strong, that he is 1 CR ~, stark, er ist
~, time, exaggeration of 1 K ~, Zeit erscheint länger
~, unreal, everything feels 3 K ~, unwirklich, alles erscheint
~, writing seemed untidy, her 1 NR ~, Schrift wirkte unordentlich, ihre
Despair 1 K Verzweiflung
Dream, as if in a 1 K Traum, wie im
Dullness 1 K Stumpfheit
Dwells, on past disagreeable occurences 1 K Verweilt bei vergangenen unangenehmen Ereignissen
Egotism 1 K Selbstüberhebung
Elated, night 1 NR begeistert, in Hochstimmung, nachts
Embarrassed 1 K Verlegen
Ennui 3 K Langeweile
~, forenoon 2 CR ~, vormittags
Escape, run away, desire to 1 K Entfliehen, fortlaufen, versucht zu
Estranged from her family 1 SR Entfremdet ihrer Familie
~, friends, from 1 SR ~, Freunden, den

Excitement, anticipating events, when 1 K Erregung, in Erwartung von Ereignissen
Exhilaration 1 K Heiterkeit
Fear, accidents of 1 K Furcht, Unfällen, vor
~, death 1 K ~, Tod, vor dem
~, extreme 1 SR ~, entsetzliche
~, happen, something will 1 K ~, ereignen, als könnte sich etwas
~, heart disease, of 1 K ~, Herzerkrankung, vor
~, insanity, of 1 K ~, Geisteskrankheit, vor
~, palpitations, with 1 SR ~, Herzklopfen, mit
~, poverty 1 K ~, Armut, vor
~, shivering from fear 1 SR ~, Schaudern durch Furcht
~, stomach, arising from 1 K ~, Magen aufsteigend, vom
Forgetful 2 K Vergeßlich
~, streets of well known 1 K ~, Straßen, für wohlbekannte
Forsaken feeling 1 K Verlassenheit, Gefühl der
~, sensation of isolation 1 K ~, Vereinsamung, Gefühl der
Helplessness, feeling of 1 K Hilflosigkeit, Gefühl der
House, moves from 1 NR Haus, Auszug aus dem
Hurry 2 K Hast, große Eile
~, afternoon 1 SR ~, nachmittags
Impatience 1 K Ungeduld
Indifference 2 K Gleichgültigkeit
~, dead, everything seems to him 1 SR ~, tot, alles erscheint ihm
~, menses, during 1 NR ~, Menses, während
~, relations, to 1 K ~, Verwandten, gegen seine
Indolence 1 K Faulheit
Industrious 2 K Fleißig
Irresolution 1 K Unentschlossenheit
~, acts, in 1 K ~, Handlungen, in seinen
Irritability 3 K Reizbarkeit
~, alone, wishes to be 1 SR ~, allein, wünscht zu sein
~, cause, without 1 CR ~, grundlos
~, headache, during 1 K ~, Kopfschmerzen, bei
~, night, retiring, after 1 K ~, nachts, nachdem er sich zur Ruhe begeben hat
~, pain, during 1 K ~, Schmerzen, bei
~, smell, vinegar, from 1 NR ~, Essiggeruch, durch
~, trifles, from 1 SR ~, Kleinigkeiten, durch
~, weariness, during 1 CR ~, Überdruß, durch
~, 7:30 pm 1 NR ~, 19.30 Uhr
Lasciviousness 1 K Laszivität
Laughing 1 K Lachen
~, balloons, on thinking and seeing 1 NR ~, Ballons, bei Gedanken an und Anblick von
~, hysterical 1 SR ~, hysterisches
~, ludicrous, everything seems 2 SR ~, lächerlich, alles wirkt
~, sardonic 1 K ~, sardonisches
~, serious matters, over 2 K ~, ernste Dinge, über
~, trifles, at 1 K ~, Kleinigkeiten, über
Loquacity 1 K Geschwätzigkeit
Love, love sick 1 K Liebe, Liebeskummer
~, ~, with one of her one sex 1 K ~, zu jemandem des eigenen Geschlechts
~, overflowing, humanity for 1 NR ~, überschwengliche, für die Menschheit
Memory, weakness of 1 K Gedächtnisschwäche
~, ~, expressing one's self, for 1 K ~, ~, auszudrücken, sich
~, ~, words, for 1 K ~, ~, Worte, für
~, weak, do, for what was about to 1 K ~, vergißt, was er gerade tun wollte
Mistakes, in time 1 K Fehler, Zeit, in der
~, ~, past occurrences 1 NR ~, ~, vergangene Ereignisse
~, sides, confuses left and right 3 NR ~, Seiten, vertauscht links und rechts
~, space and time, in 1 SR ~, Raum und Zeit, in
~, speaking, fast thoughts, from 1 NR ~, Sprechen, beim, schnelle Gedanken, durch
~, ~, words, names, calls things by wrong 1 SR ~, ~, Wörter, Namen, nennt Gegenstände beim falschen
~, spelling, in 3 K ~, Buchstabieren, beim
~, writing 2 K ~, Schreiben, beim
~, ~, fast thoughts, from 1 NR ~, ~, schnelle Gedanken, durch
~, ~, omitting letters 3 K ~, ~, läßt Buchstaben aus
~, ~, transposes words 1 NR ~, ~, stellt Worte um
~, ~, wrong letters, figures 1 SR ~, ~, falsche Buchstaben, Zahlen
~, ~, wrong words 2 SR ~, ~, falsche Worte

~, ~, wrong words, using 2 K ~, ~, ~, gebraucht
Mood, alternating 2 K Stimmung, abwechselnde
Morose 2 K Mürrisch
Music, > 1 SR Musik >
Obstinate 1 K Eigensinnig
Old, sensation of being 1 NR Alt, Gefühl zu sein
Optimistic 1 SR Optimistisch
Paranoia 2 CR Paranoia
~, perspiration, cold with 1 NR ~, Schweiß, mit kaltem
Philosophy, ability for 1 SR Philosophie, Begabung für
Pities herself 1 K Bedauert sich selbst
Plans, making many 1 K Pläne, schmiedet viele
Positiveness 2 K Bestimmtheit, Rechthaberei
~, waking, on 1 NR ~, Erwachen, beim
Postponing everything to next day 1 SR Verschiebt alles auf den nächsten Tag
Quarrelsome 1 K Streitsüchtig
Quiet disposition 1 K Stilles Wesen
Relaxed, feeling, letting go 2 NR Entspannungsgefühl, Loslassen
Religious affections 1 K Religiosität, auffallende
Reproaches himself, morning 1 NR Tadelt sich selbst, morgens
Reserved 1 K Zurückhaltend
Resignation 1 SR Resignation
Restlessness 2 K Ruhelosigkeit
~, sitting, while 1 K ~, Sitzen, beim
Sadness 2 K Traurigkeit
~, anger after 1 K ~, Zorn, nach
~, morning 1 K ~, morgens
~, suicidal disposition, with 1 SR ~, Selbstmord, mit Neigung zum
Selfishness 1 K Selbstsucht, Egoismus
Senses, acute 2 K Sinne, geschärfte
Sensitive, external impressions 1 K Empfindlich, äußere Eindrücke, gegen
~, moral impressions, to 1 K ~, moralische Eindrücke, gegen
~, oversensitive 1 K ~, überempfindlich
Serious 2 K Ernst
Sighing 2 K Seufzen
Singing, morning 1 NR Singen, morgens
~, hilarious, joyously 1 SR ~, fröhliches
Sit, inclination to 1 K Sitzen, Neigung zum
Slowness 2 K Langsamkeit
~, motion, in 1 K ~, Bewegungen, der
~, work, in 1 K ~, Arbeiten, im
Spaced-out feeling 3 NR Weggetreten/ in anderen Sphären, Gefühl wie
Speech, voice, low 1 SR Sprechen, Stimme, leise
Suicidal disposition, throwing himself from a height 1 K Selbstmord, Neigung zum, Springen in die Tiefe, durch
~, thoughts 1 K Selbstmordgedanken
Suspicious 2 K Argwöhnisch
Sympathetic 2 K Mitgefühl
Talks, to himself 1 K Redet, zu sich selbst
~, indisposed to 1 K Reden, Abneigung zu
~, ~, company, in 1 SR ~, ~, Gesellschaft, in
~, ~, headache, during 1 K ~, ~, Kopfschmerzen, bei
~, of others < 1 K ~, anderer <
Theorizing 1 K Theorien aufstellen
~, philosophic, mind dwells on 1 CR ~, philosophischen, Geist verweilt bei
Thoughts, dead bodies 2 NR Gedanken, tote Körper, an
~, disconnected 1 SR ~, unzusammenhängende
~, fast, too, for writing and speaking 1 NR ~, schnell, zu, zum Schreiben und Sprechen
~, persistent 1 K ~, hartnäckige
~, ridiculous 1 SR ~, lächerliche
~, rush, delirium, during 1 SR ~, Andrang, Flut der, Delirium, im
~, vacancy of 1 SR ~, Leere der
~, vanishing of, speaking, while 1 K ~, Schwinden der, Reden, beim
Time, loss of conception of 2 CR Zeit, Verlust des Zeitbegriffs
~, passes too quickly 1 K ~, vergeht zu schnell
Touched, aversion to being 1 K Angefaßt werden, will nicht
Tranquility 3 K Seelenruhe, Gelassenheit
Travel, desire to 1 K Reisen, Verlangen zu
Unification, higher consciousness, with 1 NR Vereinigung, höherem Bewußtsein, mit einem
Vulnerable 2 NR Verletzlich
~, afternoon 1 NR ~, nachmittags
Weary of life, morning 1 SR Lebensüberdruß, morgens
Weeping 1 K Weinen
~, desire to 1 K ~, Verlangen zu
~, vexation, from 1 K ~, Ärger, aus
Work, aversion to mental, morning 1 SR

Geistige Arbeit, Abneigung gegen, morgens

Vertigo - Schwindel

Vertigo 3 K Schwindel
Morning 1 K Morgens
Headache, during 1 K Kopfschmerzen, bei
Moving the head 1 K Bewegung des Kopfes
Nausea, with 1 K Übelkeit, mit
Rising, from a seat, on 1 K Aufstehen, vom Sitzen, beim
~, from bed, on 1 K ~, aus dem Bett, beim
Room, entering 1 CR Raumes, Betreten eines
Waves, in 1 CR Wellen, in

Head - Kopf

Congestion 1 K Kongestion/ Blutandrang
Constriction 2 K Konstriktion/Zusammenschnürung
~, band or hoop 1 K ~, Band oder Reifen
~, ~, passing behind eyes 1 NR ~, ~, hinter den Augen entlang
~, forehead 1 K ~, Stirn
Crawl, sensation of insects or lice crawling on head 2 NR Krabbeln, Empfindung als krabbelten Insekten oder Läuse auf dem Kopf
Dandruff 1 K Schuppen
Dry scalp 1 CR Trockene Kopfhaut
Eruptions, pimples, occiput 2 K Ausschlag, Pickel, Hinterkopf
Formication 1 K Ameisenlaufen
Hair sticks together, washing, after 1 NR Haar klebt aneinander, Waschen, nach dem
Heaviness 3 K Schwere
~, forehead 1 K ~, Stirn
Itching 2 K Juckreiz
Noises, humming, in 1 CR Geräusche, summen, im
Pain 3 K Schmerzen
~, morning, waking, on 2 K ~, morgens, Erwachen, beim
~, ~, ~, ~, preceded by dream of headache 1 NR ~, ~, ~, ~, nach Traum von Kopfschmerzen
~, bending head backward, while, > 1 K ~, Zurückbiegen des Kopfes >
~, bending head forward, while 1 K ~, Vorbeugen des Kopfes, beim
~, distension of stomach, with 1 NR ~, Auftreibung des Magens, mit
~, eating, during, > 1 K ~, Essen, beim, >
~ , light in general, from 1 K ~, Licht im allgemeinen, durch
~, menses, before 1 K ~, Menstruation, vor der
~, motion, from 1 K ~, Bewegung, durch
~, ~, quick, from 1 K ~, ~, schnelle, durch
~, occupation > 1 CR ~, Beschäftigung >
~, pains in abdomen, with 1 CR ~, Schmerzen im Abdomen, mit
~, reading < 1 K ~, Lesen <
~, riding on the cars 1 K ~, Autofahren, beim
~, sleep > 1 K ~, Schlaf >
~, spot, pain in small 2 K ~, Stelle, Schmerz in kleiner
~, stooping, from 1 K ~, Bücken, durch
~, talking > 1 K ~, Reden >
~, touch 1 K ~, Berührung
~, vertigo, with 2 KK ~, Schwindel, mit
~, writing > 1 NR ~, Schreiben >
~, extending to root of nose 2 K ~, erstreckt sich zur Nasenwurzel
~, bones 1 K ~, Knochen
~, brain, deep in 2 K ~, Gehirn, tief im
~, ~, deep in left 1 NR ~, ~, tief im linken
~, ~, deep in, extending out through forehead 1 K ~, ~, tief im, breiten sich nach außen durch die Stirn aus
~, forehead 3 K ~, Stirn
~, ~, right side 1 K ~, ~, rechts
~, ~, ~, extending to ear 1 NR ~, ~, ~, breiten sich zum Ohr aus
~, ~, morning, waking, on 1 K ~, ~, morgens, Erwachen, beim
~, ~, numbness of brain, with 1 NR ~, ~, Taubheit des Gehirns, mit
~, ~, pressure 1 K ~, ~, Druck
~, ~, extending to eyes 1 K ~, ~, breiten sich zu den Augen aus
~, ~, eyes, above 2 K ~, ~, Augen, oberhalb der
~, ~, ~, ~, right 2 K ~, ~, ~, ~, rechts
~, ~, ~, ~, left 2 K ~, ~, ~, ~, links
~, ~, ~, ~, ~, morning 1 NR ~, ~, ~, ~, ~, morgens
~, ~, ~, ~, ~, bending, on 1 NR ~, ~, ~, ~, ~, beim Beugen
~, ~, ~, ~, morning, waking 2 KK ~, ~, ~, ~, morgens, beim Erwachen
~, ~, ~, behind 2 K ~, ~, ~, hinter den
~, occiput 3 K ~, Hinterkopf
~, ~, pressure > 1 K ~, ~, Druck >
~, sides, both 1 K ~, Seiten, beide

~, ~, left 2 K ~, ~, links
~, ~, morning, rising, on 1 K ~, ~, morgens, Aufstehen, beim
~, ~, extending to other side, line, like a 1 NR ~, ~, erstrecken sich zur anderen Seite, wie eine Linie
~, vertex 3 K ~, Scheitel
~, ~, right 2 CR ~, ~ rechts
~, ~, pressure < 1 K ~, ~, Druck <
~, boring 1 K ~, bohrende
~, burning, sides, left 1 NR ~, brennende, Seiten, links
~, cutting 1 K ~, schneidende
~, ~, forehead, eye, above 1 K ~, ~, Stirn, Augen, über den
~, ~, hot 1 NR ~, ~, heiß
~, lancinating, vertex, extending to eye 1 NR ~, durchbohrende, Scheitel, breiten sich zum Auge aus
~, linear 2 CR ~, linear
~, ~, side to side 1 NR ~, ~, von einer Seite zur andern
~, ~, vertical 1 NR ~, ~, vertikal
~, throbbing 2 CR ~, pochende
~, ~, extending to root of nose 2 NR ~, ~, breiten sich zur Nasenwurzel aus
~, ~, eyes, behind 1 NR ~, ~, Augen, hinter den
~, ~, forehead 1 NR ~, ~, Stirn
~, ~, sides, left 1 NR ~, ~, Seiten, links
~, ~, vertex 1 CR ~, ~, Scheitel
~, twitching, temple, above 1 KK ~, zuckende, Schläfe, über
Perspiration, scalp, night 1 K Schwitzen, Kopfhaut, nachts
~, forehead 1 K ~, Stirn
Pulsating 2 K Pulsieren
~, vertex 1 K ~, Scheitel
Tension, forehead, eyes, behind 1 NR Spannung, Stirn, Augen, hinter
Tingling 1 K Prickeln
Tingling, vertigo, with 1 NR ~, Schwindel, mit

Eye - Auge

Agglutinated, morning 1 KK Verklebt, morgens
~, sleep, after 1 KK ~, Schlaf, nach dem
Blinking 1 K Blinzeln/ Zwinkern
Brilliant 1 K Strahlend
Close, desire to, headache, in 1 KK Schließen, Verlangen zu, Kopfschmerzen, bei
Discharge, yellow 1 K Absonderung, gelb
Discoloration, of iris 1 K Verfärbung, der Iris
~, ~, green 1 NR ~, ~, grün
Ecchymosis 2 K Ekchymose
~, inner canthi 1 K ~, innerer Augenwinkel
Eruptions, lids on, pustules 1 K Ausschlag, Pusteln, auf den Lidern
~, ~, ~, margins 1 K ~, ~, auf dem Lidrand
Heaviness 1 K Schwere
Lachrymation 3 K Tränenfluß
~, right 1 K ~, rechts
~, cough, with 1 K ~, Husten, mit
~, pain in the nose, with 1 KK ~, Schmerz in der Nase, mit
~, peppery sensation in throat and mouth, from 1 NR ~, pfefferige Empfindung in Hals und Mund, durch
~, yawning, when 1 K ~, Gähnen, beim
Pain, right 1 K Schmerzen, rechts
~, sand, as from 1 K ~, Sand, wie durch
~, stinging 2 K ~, Brennen
Photophobia, artificial light 1 K Photophobie, bei künstlichem Licht
Staring 1 K Starren
Swollen, upper lids 1 K Geschwollen, Oberlider
Tired sensation 1 K Müdigkeitsgefühl
Twitching, left 1 K Zucken, links

Vision - Sehen

Colours, black, spots 1 K Farben, schwarze, Punkte/ Flecken
~, bright 1 K ~, leuchtende
Images too long retained 1 K Bilder zu lang erhalten
Light, spots 1 K Licht, Punkte/ Flecken
Moving, objects seem to be 1 K Bewegen, Gegenstände scheinen sich zu
~, ~, car in rain 1 NR ~, ~, Auto im Regen
Spots, floating 1 K Punkte/ Flecken, flottierend

Ear - Ohr

Coldness, right 1 K Kälte, rechts
~, sensation of, as if air blowing on it 1 NR ~, Gefühl, als ob Luft darauf bläst
Dryness 1 K Trockenheit
~, lobes 1 NR ~, Ohrläppchen
Eruptions, lobes 1 K Ausschläge, Ohrläppchen

~, ~, scaly 1 NR ~, ~, schuppige
Formication, about the ear 1 K Ameisenlaufen, um das Ohr herum
Itching, behind ear 1 K Juckreiz, hinter dem Ohr
~, lobes 1 K ~, Ohrläppchen
~, scratching does not > 1 K ~, Kratzen > nicht
Noises in, heart came from, as if it 1 CR Geräusche in, aus dem Herzen, als kämen sie
~, ringing 3 K ~, Klingeln
~, ~, headache, during 1 K ~, ~, Kopfschmerzen, bei
Pain, morning 2 K Schmerz, morgens
~, right 1 K ~, rechts
~, toothache, with 1 K ~, Zahnschmerzen, mit
~, touch, on 1 K ~, Berührung, bei
~, waking, on 1 K ~, Erwachen, beim
~, behind ear 1 K ~, hinter dem Ohr
~, ~, moving head 1 K ~, ~, Kopfbewegung, bei
~, aching, behind ear 1 K ~, weh tun, hinter dem Ohr
~, ~, right 2 K ~, ~, rechts
~, cutting, left 3 K ~, schneidend, links
~, lancinating, inward 1 NR durchbohrend, nach innen
Peppery sensation, in 1 NR Pfefferiges Gefühl, im
Pulsation 1 K Pulsieren
Stopped sensation 1 K Verstopfungsgefühl
~, left 1 K ~, links
~, eustachian tube 1 KK ~, eustachische Röhre
~, swallowing, during 1 K ~, Schlucken, beim

Hearing - Hören

Acute 1 K Geschärft
~, noises, to 1 K ~, Geräusche, für
~, ~, ~, watch, ticking of 1 NR ~, ~, ~, Ticken der Uhr

Nose - Nase

Catarrh 3 K Katarrh/Schleim
~, evening 1 K ~, abends
~, postnasal 1 K ~, retronasaler
Coryza, cough, with 3 K Schnupfen, Husten, mit
~, discharge, with 3 K ~, Absonderung, mit
~, eating < 1 K ~, Essen <
~, sore throat, with 1 K ~, Halsschmerzen, mit
Discharge, albuminous 1 K Absonderung, albuminöse
~, bloody 2 K ~, blutige
~, brownish 1 K ~, bräunliche
~, clear 3 K ~, klare
~, copious 2 K ~, reichliche
~, crusts, scabs inside 1 K ~, Krusten, Schorf, innen
~, flocculent 2 K ~, flockige
~, frothy 1 KK ~, schaumige
~, greenish 3 K ~, grünliche
~, left 1 K ~, links
~, morning 3 K ~, morgens
~, one-sided 1 K ~, einseitige
~, orange 1 NR ~, orange
~, posterior nares 2 K ~, retronasale
~, reddish-yellow 1 K ~, rötlich gelbe
~, thick 3 K ~, dicke
~, thin 2 K ~, dünne
~, viscid, tough 1 K ~, visköse, feste
~, watery 3 K ~, wässrige
~, white 3 K ~, weiße
~, ~, like white of eggs 1 K ~, ~, wie Eiweiß
~, yellowish-green 1 K ~, gelblich grüne
~, yellow 3 K ~, gelbe
~, ~, > 1 NR ~, ~, >
Dryness, morning, waking, on 1 K Trockenheit, morgens, Erwachen, beim
Formication 1 K Ameisenlaufen
Itching, inside 2 K Juckreiz, innen
Obstruction 3 K Verstopfung
~, left 1 K ~, links
~, morning, waking, on 2 K ~, morgens, Erwachen, beim
~, night 1 K ~, nachts
~, air, in open, > 1 K ~, im Freien, >
~, alternating sides 1 K ~, wechselnde Seiten
~, discharge, with 1 KK ~, Absonderung, mit
~, sensation of 1 K ~, Gefühl von
Pain 3 K Schmerzen
~, nostril 1 NR ~, Nasenloch
~, root 1 K ~, Nasenwurzel
~, burning, pepper, as if from 1 K ~, brennende, Pfeffer, wie durch
~, cutting 1 K ~, schneidende
~, rawness, blowing, when 1 K ~, wie geschunden, Schneuzen, beim
~, stitching, coughing > 1 NR ~,

stechende, Husten >
~, ~, discharge > 1 NR ~, ~, Absonderung >
~, ~, right, on breathing 1 K ~, ~, rechts, Atmen, beim
Peppery sensation 1 CR Pfefferiges Gefühl
Pulsation 1 K Pulsieren
~, tip 1 K ~, Spitze
Smell, acute 1 K Geruchssinn, geschärft
Sneezing 3 K Niesen
~, daytime 1 K ~, tagsüber
~, morning 1 K ~, morgens
~, ~, waking, on 1 K ~, ~, Erwachen, beim
~, evening 1 K ~, abends
~, air, cold in 1 K ~, Luft, in kalter
~, chill, during 1 NR ~, Frost, bei
~, frequent 1 K ~, häufig
~, ineffectual efforts 1 K ~, erfolgloser Drang
~, tingling in nose 3 K ~, Prickeln in der Nase
Tingling, inside 3 K Prickeln, innen

Face - Gesicht

Chapped, lips 1 K Aufgesprungen, Lippen
Coldness, left 1 K Kälte, links
~, mouth, above 1 K ~, Mund, über
Cracked, corners of mouth 1 K Risse, Mundwinkel
Discoloration, bluish, eyes, circles around 1 K Verfärbung, bläuliche, Augen, Ringe um die
~, pale 3 K ~, blaß
~, red 2 K ~, rot
~, ~, anger, after 1 K ~, ~, Zorn, nach
~, ~, fever, during 1 K ~, ~, Fieber, bei
~, ~, headache, during 1 K ~, ~, Kopfschmerzen, bei
~, ~, spots 1 K ~, ~, Flecken
Drawn 1 K Eingezogen
Dropping of jaw 1 K Herabhängender Kiefer
Dryness 2 K Trockenheit
~, lips 2 K ~, Lippen
Eruptions, chin 3 K Ausschlag, Kinn
~, corner of mouth 2 K ~, Mundwinkel
~, desquamating 1 K ~, abschuppend
~, painful 1 K ~, schmerzhaft
~, ~, touched, when 1 K ~, ~, Berührung, bei
~, patches 2 K ~, Flecken
~, pimples, chin 2 K ~, Pickel, Kinn
~, ~, mouth, around 1 K ~, ~, Mund, um den
~, rough, chin 1 K ~, rauh, Kinn
~, scurfy, chin 1 K ~, schuppig, Kinn
~, vesicles, jaw 1 K ~, Bläschen, Kiefer
Expression, old looking 1 K Ausdruck, sieht alt aus
Hair, upper lip, in women 2 CR Damenbart
Heat 1 K Hitze
~, sensation of 1 K Hitzegefühl
~, ~, weakness, with 1 NR ~, Schwäche, mit
Induration, lip 1 K Verhärtung, Lippe
Numbness, lips 2 K Taubheit, Lippen
~, ~, upper 1 K ~, Oberlippe
Pain, left 2 K Schmerz, links
~, morning, waking, on 1 K ~, morgens, Erwachen, beim
~, opening the mouth 1 K ~, Öffnen des Mundes
~, bones 1 K ~, Knochen
~, jaw 1 K ~, Kiefer
~, ~, articulation 1 K ~, ~, Gelenk
~, ~, ~, right 1 CR ~, ~, ~, rechts
~, ~, waking, on 1 NR ~, ~, Erwachen, beim
~, upper jaw 1 K ~, Oberkiefer
Stiffness, lower jaw 1 K Steifheit, Unterkiefer
Swelling, lips 1 K Schwellung, Lippen
Tingling 1 K Prickeln
~, left 2 K ~, links
~, lips 2 K ~, Lippen
~, ~, upper 1 K ~, ~, Oberlippe
~, mouth, above 1 K ~, Mund, über dem

Mouth - Mund

Adheres, tongue to roof of mouth 1 K Haftet, Zunge, am Gaumen
Bleeding, gums, easily 1 K Blutet, Zahnfleisch, leicht
Discoloration, tongue, white 1 K Verfärbung, Zunge, weiß
~, ~, ~, spot 1 NR ~, ~, weißer, Fleck
Dryness 3 K Trockenheit
~, right side 1 NR ~, rechte Seite
~, morning 1 K ~, morgens
~, night 1 K ~, nachts
~, rising, on 1 NR ~, Aufstehen, beim
~, sensation of, morning, with moist mouth 1 K ~, Gefühl von, morgens, mit feuchtem Mund
~, thirst, with 1 K ~, Durst, mit
Numbness, tongue, tip 1 NR Taubheit,

Zunge, Spitze
Pain, palate, in 1 K Schmerzen, Gaumen, im
~, ~, ~, air, cold < 1 NR ~, ~, ~, Luft, kalte, <
~, tongue 1 K ~, Zunge
~, ~, motion, < 1 K ~, ~, Bewegung, <
~, burning, palate 1 K ~, brennende, Gaumen
~, burnt, palate 1 K ~, verbrannt, Gaumen
~, cutting, tongue, in 1 K ~, schneidende, Zunge, in
~, cut, tongue, as if 1 NR ~, geschnitten, Zunge, wie
Salivation, night 1 K Speichelfluß, nachts
Smooth, tongue, tip 1 NR Glatt, Zunge, Spitze
Swelling 1 K Schwellung
Taste, bitter 1 K Geschmack, bitter
~, ~, food tastes 1 K ~, ~, Speisen schmecken
~, dry, food tastes 1 K ~, trocken, Speisen schmecken
~, metallic 2 K ~, metallisch
~, ~, water tastes 1 NR ~, ~, Wasser schmeckt
~, peppery 1 K ~, pfefferig
~, sawdust, food tastes like 1 K ~, Sägemehl, Speisen schmecken wie
~, wanting, tasteless of food 1 K ~, fehlt, Speisen sind geschmacklos
Ulcers 1 K Geschwüre
~, gums 1 K ~, Zahnfleisch
~, painful, touch, to 1 K ~, schmerzhaft, Berührung, bei
~, small 1 K ~, kleine

Teeth - Zähne

Pain 3 K Schmerzen
~, morning, bed, in, waking, on 1 K ~, morgens, Bett, im, Erwachen, beim
~, night 1 K ~, nachts
~, cold water, > 1 K ~, kaltes Wasser, >
~, eating, during 1 K ~, Essen, beim
~, saliva, with involuntary flow of 1 K ~, Speichelfluß, mit unfreiwilligem
~, extending to, bones, cheek 1 K ~, mit Ausbreitung zu, Wangenknochen
~, ~, ear, right 1 K ~,~, Ohr, rechtem
~, ~, eye 1 K ~, ~, Auge
~, incisors 1 K ~, Schneidezähne
~, lower teeth 2 K ~, untere Zähne
~, ~, left 1 K ~, ~, links
~, ~, right 2 K ~, ~, rechts
~, upper teeth 1 K ~, obere Zähne
~, cutting 1 K ~, schneidende
~, pressing 1 K ~, drückende

Throat - Hals

Catarrh, waking, on 1 NR Katarrh/ Schleim, Erwachen, beim
Choking 1 K Erstickungsgefühl
~, eating, while 1 K ~, Essen, beim
Coated 1 K Belegt
Dryness 3 K Trockenheit
~, night 1 K ~, nachts
~, drinking does not > 1 K ~, trinken > nicht
~, painful 1 K ~, schmerzhafte
~, posterior part 3 K ~, hinterer Teil
Hair, sensation of 1 K Haar, Empfindung wie von einem
~, ~, right side, extending through facial bones to eye 1 NR ~, ~, rechte Seite, erstreckt sich durch die Gesichtsknochen zum Auge
Lump, plug, sensation of 1 K Klumpen, Pfropf, Empfindung wie von einem
Membrane, sensation of 1 NR Membran, Empfindung wie von einer
Mucous 3 K Schleim
~, drawn from posterior nares 3 K ~, gezogen aus dem retronasalen Raum
~, sensation of 1 K ~, Empfindung von
~, thick 1 K ~, dicker
~, white 1 K ~, weißer
Pain 3 K Schmerzen
~, morning, waking, on 2 K ~, morgens, Erwachen, beim
~, evening 1 K ~, abends
~, right 1 K ~, rechts
~, left 1 K ~, links
~, coughing, on 1 K ~, Husten, beim
~, drinking, > 1 K ~, Trinken, >
~, eating, > 1 K ~, Essen, >
~, inspiration, on 1 K ~, Einatmen, beim
~, liquids, after, > 1 K ~, Flüssigkeiten, nach, >
~, swallowing, on 2 K ~, Schlucken, beim
~, ~, empty, on 1 K ~, ~, leer, beim
~, warm drinks, > 1 K ~, warme Getränke, >
~, extending to ear 2 K ~, erstrecken sich zum Ohr hin
~, ~, on swallowing 1 K ~, ~, beim Schlucken

~, sides, left 1 K ~, Seiten, links
~, ~, turning head, on 1 K ~, ~, Drehen des Kopfes, beim
~, burning 3 K ~, brennende
~, ~, peppery 1 K ~, ~, pfefferig
~, rawness 1 K ~, Wundheit
~, sore 3 K ~, wie entzündet/Angina
~, ~, morning, waking, on 2 K ~, ~, morgens, Erwachen, beim
~, ~, air, cold, from 1 K ~, ~, Luft, kalte, durch
~, ~, eating, > 1 K ~, ~, Essen, >
~, ~, extending to ears 2 K ~, ~, erstreckt sich zu den Ohren hin
~, ~, ~, yawning, when 1 NR ~, ~, ~, Gähnen, beim
~, ~, left 1 K ~, ~, links
~, ~, ~, right to 1 CR ~, ~, ~, rechts nach
~, ~, sneezing 1 K ~, ~, Niesen
~, splinter, as from a 1 K ~, Splitter, wie von einem
~, stitching, extending to ear 1 K ~, stechende, erstrecken sich zum Ohr hin
Pepper in, sensation of 2 CR Pfeffer im, Gefühl von
Pulsating 1 K Pulsieren
~, right 1 NR ~, rechts
Roughness 1 K Rauhheit
Suffocative sensation 1 K Erstickungsgefühl
~, from sensation of a membrane 1 NR ~, durch Empfindung wie von einer Membran
Swallow, constant disposition to 1 K Schlucken, beständige Neigung zu
Swollen sensation 1 K Schwellungsgefühl
Tension 1 K Spannung
Vapour, hot, as if 1 CR Dampf, heißer, wie

External Throat - Äußerer Hals

Cold, sensitive to 1 NR Kälte, empfindlich gegen
Enlarged, sensation of 1 NR Vergrößert, Gefühl als ob
Eruptions, pimples 1 K Ausschläge, Pickel
Induration of glands 2 K Verhärtung der Drüsen
Pain, cervical glands 1 K Schmerzen, Halsdrüsen
~, sides, left 1 K ~, Seiten, links
~, ~, turning head, on 1 K ~, ~, Drehen des Kopfes, beim
~, stitching, extending to ear 1 K ~, stechende, erstrecken sich zum Ohr hin
~, ~, sides 1 K ~, ~, Seiten
Swelling, cervical glands 1 K Schwellung, Halsdrüsen
~, ~, hard 1 K ~, ~, harte
~, sides 1 K ~, Seiten
~, ~, right 1 KK ~, ~, rechte

Stomach - Magen

Anxiety 2 K Angst
Appetite, diminished 2 K Appetit, vermindert
~, ~, morning 1 K ~, ~, morgens
~, increased 2 K ~, vermehrt
~, insatiable 1 K ~, unstillbar
~, ravenous 1 K ~, Heißhunger
~, wanting 3 K ~, fehlt
~, ~, hunger, with 1 K ~, ~, Hunger, mit
~, ~, morning 1 K ~, ~, morgens
~, ~, weeping, from 1 NR ~, ~, Weinen, durch
Apprehension, in 1 K Besorgnis, Befürchtung, im
Aversion, coffee 1 K Abneigung gegen, Kaffee
~, drinks, hot 1 K ~, Getränke, heiße
~, ~, warm 1 K ~, ~, warme
~, food, hot 1 K ~, Speisen, heiße
~, ~, hunger, with 1 K ~, ~, Hunger, mit
~, ~, nausea, from 1 NR ~, ~, Übelkeit, durch
~, ~, warm 1 K ~, ~, warme
~, spices 2 SR ~, Gewürze
~, tea 1 K ~, Tee
~, tobacco, smoking 1 K ~, Tabak, rauchen
Desire, drinks, alcoholic 1 K Verlangen nach, Getränken, alkoholischen
~, ~, carbonated 1 CR ~, ~, kohlensäurehaltigen
~, ~, cold 2 K ~, ~, kalten
~, pineapples 1 NR ~, Ananas
~, sweets 1 K ~, Süßigkeiten
~, tobacco, smoking 1 K ~, Tabak, rauchen
Distension, evening 1 K Auftreibung, abends
~, ~, meal, before 1 NR ~, ~, Mahlzeit, vor
Emptiness, aversion to food 1 K Leeregefühl, Abneigung gegen Speisen
~, hunger, without 1 K ~, Hunger, ohne
Eructations 2 K Aufstoßen
Nausea 3 K Übelkeit

~, morning, waking, on 1 K ~, morgens, Erwachen, beim
~, evening 2 K ~, abends
~, bending forward, < 1 NR ~, Vorwärtsbeugen, <
~, breathing deeply, > 1 NR ~, tiefes Atmen, >
~, constant 1 K ~, ständige
~, drinking, after 1 K ~, Trinken, nach
~, ~, ~, tea 1 NR ~, ~, ~, Tee
~, eating, after 2 K ~, Essen, nach
~, ~, ~, ameliorates 2 K ~, ~, ~, verbessert
~, food, smell of 2 K ~, Speisen, Geruch von
~, ~, ~, garlic 1 NR ~, ~, ~, Knoblauch
~, ~, thought of 1 K ~, ~, Gedanken an
~, headache, with 1 K ~, Kopfschmerzen, mit
~, lying down, on back 1 K ~, Hinlegen, auf den Rücken
~, ~, on right side, > 1 K ~, ~, auf die rechte Seite, >
~, motion, > 1 K ~, Bewegung, >
~, periodic 1 K ~, periodisch
~, ~, annual 1 NR ~, ~, jährlich
~, pregnancy, during 1 K ~, Schwangerschaft, bei
~, riding in a carriage or on the cars, while 1 K ~, Autofahren, beim
~, sitting, down, when 1 K ~, Hinsetzen, beim
~, ~, upright, > 1 NR ~, aufrecht sitzen, >
~, sleep, after 1 K ~, Schlaf, nach
~, throat, in 1 K ~, Hals, im
~, ~, sensation of, rising from umbilicus to back of 1 NR ~, ~, Empfindung von, aufsteigend vom Nabel in den Rachen
~, trembling, with 1 CR ~, Zittern, mit
~, walking, > 1 K ~, Gehen, >
~, weakness, with 1 CR ~, Schwäche, mit
Retching 1 K Würgen
~, bending forward, < 1 NR ~, Vorwärtsbeugen, <
~, cough, with 1 K ~, Husten, mit
Thirstless 2 K Durstlos
~, headache, during 1 NR ~, Kopfschmerzen, bei
Thirst 3 K Durst
~, extreme 1 K ~, übermäßiger
~, warm room, < 1 NR ~, warme Räume, <
Wobbly sensation, rising upwards and spreading over body 1 NR Flaues Gefühl, steigt aufwärts und breitet sich über den Körper aus

Abdomen - Abdomen

Clothing, sensitive to 1 K Kleidung, empfindlich gegen
~, ~, nausea, with 1 NR ~, ~, Übelkeit, mit
Pain, bending double, > 1 K Schmerzen, sich zusammenkrümmen, >
~, morning 1 K ~, morgens
~, stool, during 2 K ~, Stuhlgang, beim
~, ~, after 1 K ~, ~, nach dem
~, ~, ~, > 1 K ~, ~, ~, >
~, extending across, ilium to ilium 1 K ~, erstreckt sich quer, vom rechten zum linken Darmbein
~, hypochondria, left 1 K ~, Hypochondrium, links
~, ~, extending to inguinal region 1 NR ~, ~, erstreckt sich in die Leistengegend
~, inguinal region, right 1 K ~, Leistengegend, rechts
~, cutting 2 K ~, schneidende
~, ~, flatus, as from 1 KK ~, ~, Flatus, wie durch
~, ~, inguinal region, left 1 K ~, ~, Leistengegend, links
~, ~, ~, right 1 K ~, ~, ~, rechts
Retraction, sensation of 1 K Retraktion, Zusammenziehungsgefühl

Rectum - Rektum

Constipation 2 K Verstopfung
~, difficult stool 1 K ~, schwierige Stuhlentleerung
~, ineffectual urging 1 K ~, ergebnisloser Drang
Constriction, painful 1 K Zusammenschnürung, schmerzhaft
~, ~, sitting, while 1 K ~, ~, Sitzen, im
Diarrhoea 2 K Durchfall
~, anticipation, after 1 K ~, Erwartungsspannung, nach
~, eating, after 1 K ~, Essen, nach dem
~, headache, after 1 NR ~, Kopfschmerzen, nach
Flatus 2 K Flatus
~, offensive 1 K ~, übelriechend
~, ~, spoiled eggs 1 K ~, ~, nach faulen Eier
Fullness 1 K Völlegefühl
Inactivity 1 K Inaktivität
Lump, sensation of 1 K Klumpen, Gefühl von einem
Moisture, fishy odour 1 NR Feuchtigkeit,

Fischgeruch
Pain, sitting, while 1 K Schmerzen, Sitzen, im
~, soreness, stool, after 1 K ~, Wundschmerz, Stuhlgang, nach dem
~, ~, ~, during 1 K ~, ~, ~, während
Urging, sudden 1 K Drang, plötzlicher
~, ~, morning 1 K ~, ~, morgens

Stool - Stuhl

Claycoloured 1 K Lehmfarben
Forcible 2 K Gewaltsam
~, explosion, like a 1 NR ~, explosionsartig
Frequent 1 K Häufig
Hard 1 K Hart
Knotty 1 K Knotig
Large, small stool feels 1 NR Groß, kleine Stuhlmenge als g. empfunden
Lightcoloured 3 K Helle Farbe
Long 1 K Lang
Mucous 1 K Schleim
Odour, fishy 1 NR Geruch, Fisch, nach
Small 3 K Klein
Soft 2 K Weich
~, morning 2 NR ~, morgens
Thin 2 K Dünn
Yellow 1 K Gelb

Bladder - Blase

Fullness, sensation of 1 K Völlegefühl
Urging, night, midnight 1 K Drang, nachts, Mitternacht
~, frequent 2 K ~, häufig
Urination, frequent 3 K Harnentleerung, häufig
~, ~, morning 1 K ~, ~, morgens
~, ~, afternoon 1 K ~, ~, nachmittags
~, ~, anxiety, from 1 K ~, ~, Angst, aus
~, incomplete 1 K ~, unvollständig
~, ~, bladder full, urging to urinate, but scanty urine 2 K ~,
~, Blase voll, Harndrang, aber spärliche Urinmenge
~, interrupted 1 K ~, unterbrochen
~, involuntary, cough, during 1 K ~, unfreiwillig, Husten, bei
~, unsatisfactory 2 K ~, unbefriedigend

Urethra - Urethra

Pain, urination, after 1 K Schmerzen, Urinieren, nach dem
~, ~, at close of 1 K ~, ~, am Ende
~, burning, urination, after 1 K ~, brennende, Urinieren, nach dem
~, ~, ~, at close of 1 K ~, ~, ~, am Ende

Urine - Urin

Odour, strong 1 K Geruch, stark

Male Genitals - Männliche Genitalien

Cracks, prepuce 1 K Risse, Vorhaut
Eruptions, penis 1 K Ausschläge, Penis
~, penis, glans 1 K ~, Eichel
~, ~, red rash 1 K ~, ~, roter Ausschlag
Pain, penis 1 K Schmerzen, Penis
~, ~, root of 1 K ~, Peniswurzel
~, burning, penis, root of 1 K ~, brennende, Peniswurzel

Female Genitals - Weibliche Genitalien

Desire, diminished 1 K Verlangen, vermindert
~, increased 1 K ~, vermehrt
Itching 1 K Juckreiz
~, scratching, > 1 K ~, Kratzen, >
~, vulva 1 K ~, Vulva
Leucorrhoea 1 K Leukorrhö, Ausfluß
~, brown 1 K ~, braun
Menses, bloody mucous 1 K Menses, blutiger Schleim
~, clotted 2 K ~, klumpig
~, ~, dark 1 K ~, ~, dunkel
~, commence on waking 1 NR ~, beginnen beim Erwachen
~, copious, short duration, and 1 K ~, reichlich, kurze Dauer, und
~, frequent, too early, too soon 1 K ~, häufig, zu früh
~, intermittent 2 K ~, intermittierend
~, late 2 K ~, spät
~, painful 1 K ~, schmerzhaft
~, ~, waking, on 1 NR ~, ~, Erwachen, beim
~, protracted 1 K ~, protrahiert
~, return after having ceased, the periods 1 K ~, kehrt wieder, nachdem sie aufgehört haben, die Periode
~, scanty 1 K ~, spärlich
~, short duration 1 K ~, kurze Dauer
~, copious 3 K ~, reichlich
~, black 1 K ~, schwarz
Pain, uterus 1 K Schmerzen, Uterus

~, ~, extending downward 1 K ~, ~, breiten sich abwärts aus
~, cramping, menses, during 1 K ~, krampfartige, Menses, während der

Larynx & Trachea

Foreign, substance, sensation, larynx 1 K Fremdartigen, Substanz, Empfindung von einer, Larynx
Tickling, larynx, cough, with 1 CR Kitzeln, Larynx, Husten, mit
Voice, bass 3 K Stimme, Baß
~, deep 2 K ~, tief
~, hoarseness, larynx, mucous, in 1 K ~, Heiserkeit, Larynx, Schleim, im
~, low 2 K ~, leise
~, rough 2 K ~, rauhe
~, weak 1 K ~, schwache

Respiration - Atmung

Difficult 2 K Schwierig
~, inspiration 1 K ~, Einatmen
Membrane, sensation of 1 K Membran, Gefühl von einer
Sighing 1 K Seufzen
Wheezing, waking, on 1 NR Keuchen, Erwachen, beim

Cough - Husten

Morning 2 K Morgens
~, waking, on 2 K ~, Erwachen, beim
Night 1 K Nachts
Asthmatic 1 K Asthmatisch
Barking 2 K Bellend
Bending, forced to bend double 1 K Zusammenkrümmen, gezwungen, sich zu
Daytime, > 1 K Tagsüber, >
Deep 2 K Tief
Diarrhoea, > 1 K Durchfall, >
Drinking, > 1 K Trinken, >
Dry 1 K Trocken
Eating, > 1 K Essen, >
Expectoration, >, only if yellow 1 NR Auswurf, > nur wenn gelb
Hacking, irritation in larynx, from 1 K Hackender, Reizung im Larynx, durch
Persistent 1 K Anhaltender
Smoking, < 1 K Rauchen, <
Swallowing, > 1 K Schlucken, >
Tickling 3 K Kitzeln
~, sternum, behind 2 KK ~, Brustbein, hinter dem
~, throat-pit, in, from 3 K ~, Halsgrube, in der, durch

Expectoration Auswurf

Morning, waking, after 1 K Morgens, Erwachen, nach dem
Dark 1 K Dunkel
Difficult 2 K Schwierig
Frothy 1 K Schaumig
Mucous 1 K Schleim
Thick 2 K Dick
Transparent 1 K Durchsichtig
Watery 2 K Wässrig
White 1 K Weiß
~, albuminous 2 K ~, albuminös
Yellow 2 K Gelb
~, orange coloured 1 K ~, orangefarben

Chest - Brust

Anxiety, in 1 K Angst, in der
~, heart, region of, evening 1 K ~, Herzgegend, abends
Buzzing, sensation of, heart, as if nerves firing 1 NR Surren, Empfindung von, als trieben die Nerven das Herz an
Constriction 1 K Zusammenschnürung
~, waking, on 1 K ~, Erwachen, beim
~, ~, ~, wheezing, with 1 NR ~, ~, ~, Keuchen, mit
Dryness, warm room, in 1 NR Trockenheit, warmem Raum, in
Hypertrophy, mammae 1 K Hypertrophie, Brüste
Oppression 1 K Beklemmungsgefühl
Pain, coryza, during 1 NR Schmerzen, Schnupfen, bei
~, cough, during 1 K ~, Husten, bei
~, respiration 1 K ~, Atmung
~, squeezing sensation 1 K ~, Quetschungsgefühl
~, ~, sternum 1 NR ~, ~, Brustbein
~, stitching, mammae, nipple, right 1 K ~, stechende, Brüste, Brustwarzen, rechts
~, ~, sternum 1 K ~, ~, Brustbein
Palpitation, heart 3 K Herzklopfen
~, ~, ascending steps 1 K ~, Treppensteigen
~, ~, anxiety 2 K ~, Angst
~, ~, lying, while, side, left 1 K ~, Liegen, im, linken Seite, auf der
~, ~, tumultous 2 K ~, tumultartiges
Pulsation, heart 1 K Pulsieren, Herz
Shocks, heart, region of 1 K Schocks, Herzgegend

~, ~, ~, grief, with 1 NR ~, ~, Kummer, mit
Swelling, mammae 1 K Schwellung, Brüste
Tickling, in 3 K Kitzeln, in

Back - Rücken

Air, sensation of, as if in a draft 1 NR Luft, Empfindung von, wie in einem Luftzug
Coldness 1 K Kälte
~, dorsal region 1 K ~, Dorsalbereich
~, lumbar region 1 K ~, Lendenbereich
Contraction, sensation of, cervical tendons feel too short 1 NR Kontraktionsgefühl, Halssehnen fühlen sich zu kurz an
Heat, sacrum 1 K Hitze, Kreuzbein
~, ~, radiating 1 NR ~, ~, ausstrahlend
Itching, dorsal region, scapulae, below 1 NR Juckreiz, Dorsalbereich, Schulterblättern, unter den
Numbness, cervical region 1 K Taubheit, Halsbereich
Pain 3 K Schmerzen
~, alternating sides 1 CR ~, wechselnde Seiten
~, bending backwards, < 1 K ~, Rückwärtsbeugen, <
~, bending forward, > 1 K ~, Vorwärtsbeugen, >
~, coughing, on 1 K ~, Husten, beim
~, jarring, < 1 K ~, Erschütterung, <
~, motion, < 2 K ~, Bewegung, <
~, sneezing, when 1 K ~, Niesen, beim
~, waking, on 2 K ~, Erwachen, beim
~, extending to, chest 1 CR ~, erstrecken sich zur Brust
~, ~, knees 1 K ~, ~, Knien, zu den
~, cervical region 3 K ~, Halsbereich
~, ~, left 1 K ~, ~, links
~, ~, blow, as of 1 CR ~, ~, Schlag, wie von einem
~, ~, drinking cold drinks, on 1 NR ~, ~, Trinken kalter Getränke, beim
~, ~, lying on painful side, > 1 NR ~, ~, Liegen auf der schmerzhaften Seite, >
~, ~, extending to scapulae 1 CR ~, ~, erstrecken sich zu den Schulterblättern
~, dorsal region 2 K ~, Dorsalbereich
~, ~, scapulae, right, under 1 K ~, ~, Schulterblatt, rechts, unterhalb
~, ~, ~, ~, extending to neck 1 NR ~, ~, ~, ~, erstrecken sich zum Hals
~, lumbar region 2 K ~, Lendenbereich
~, ~, motion, during 1 K ~, ~, Bewegung, bei
~, ~, warmth, > 1 K ~, ~, Wärme, >
~, ~, extending to knees 1 K ~, ~, erstrecken sich zu den Knien
~, sacral region 1 K ~, Kreuzbeingegend
~, ~, compels rocking 1 NR ~, ~, veranlaßt zu schaukeln
~, spot 1 CR ~, Stelle, [an umschriebener]
~, cutting 1 K ~, schneidende
~, ~, lumbar region 1 K ~, ~, Lendenbereich
~, ~, ~, afternoon 1 K ~, ~, ~, nachmittags
~, shooting, cervical region, extending downwards 1 NR ~, schießende, Halsbereich, erstrecken sich abwärts
~, sore, dorsal region 1 K ~, Wundschmerz, Dorsalbereich
~, ~, ~, scapulae, between left and spine 1 NR ~, ~, ~, Schulterblatt, zwischen linkem S. und Wirbelsäule
~, stitching 2 K ~, stechende
~, ~, morning 1 K ~, ~, morgens
Shocks, electric like, cervical region 1 K Schocks, wie Stromstöße, Halsbereich
Stiffness, morning, waking, on 1 K Steifheit, morgens, Erwachen, beim
~, cervical region, right 1 CR ~, Halsbereich, rechts
Straining, easy 1 K Zerrung, Überdehnung, leicht
Tension, cervical region 3 K Spannung, Halsbereich
~, ~, headache, with 1 NR ~, ~, Kopfschmerzen, mit
Weakness 1 K Schwäche
~, dorsal region 1 K ~, Dorsalbereich
~, lumbar region 1 K ~, Lendenbereich

Extremities - Extremitäten

Abscess, fingers 1 K Abszeß, Finger
~, ~, nail around 1 NR ~, ~, um den Nagel
~, ~, recurrent 1 NR ~, ~, rezidivierend
Awkwardness 3 K Ungeschicktheit, Unbeholfenheit
~, hands, drops things 1 K ~, Hände, läßt Gegenstände fallen
Brittle, fingernails 1 K Brüchig, Fingernägel
Chilblains, toes 1 K Frostbeulen, Zehen
Coldness 3 K Kälte
~, hand 3 K ~, Hand
~, ~, heat, internal 1 K ~, ~, Hitze, innere
~, ~, icy 1 K ~, ~, eisig

~, ~, numb and cold 1 K ~, ~, taub und kalt
~, knee 1 K ~, Knie
~, leg 3 K ~, Bein
~, ~, as if cold air blowing on it 1 NR ~, ~, als bliese kalte Luft darauf
~, ~, extending to thighs 1 NR ~, ~, erstreckt sich zu den Oberschenkeln
~, ~, right 2 K ~, ~, rechts
~, ~, ~, knee, up to 1 KK ~, ~, ~, Knie, bis hinauf zum
~, lower limbs, lying in bed, < 1 NR ~, untere Gliedmaßen, im Bett liegen, <
~, foot 3 K ~, Fuß
~, ~, right 2 K ~, ~, rechter
~, ~, ~, left warm 1 CR ~, ~, ~, linker F. warm
~, ~, as if cold air blowing on it 1 NR ~, ~, als bliese kalte Luft darauf
~, ~, flush of heat, with 1 NR ~, ~, Hitzewallung, mit
~, ~, heat of thighs, with 1 K ~, ~, Hitze der Oberschenkel, mit
~, ~, icy cold 1 K ~, ~, eiskalt
~, ~, one cold the other hot 1 K ~, ~, einer kalt, der andere heiß
Cracked skin, toes, between 1 K Aufgesprungene Haut, Zehen, zwischen den
~, ~, ~, under 1 K ~, ~, ~, unter den
Discoloration, toes, redness 1 K Verfärbung, Zehen, Röte
Electrical current, sensation of 1 K Elektrischem Strom, Empfindung von
~, ~, leg 1 K ~, ~, Bein
Eruption, exuding yellow water 1 K Ausschlag, nässend, gelbes Wasser
~, fingers, pustules 1 K ~, Finger, Pusteln
Excoriation, toes, between 1 K Aufschürfung, Zehen, zwischen den
Formication, leg 1 K Ameisenlaufen, Bein
~, thigh 1 K ~, Oberschenkel
~, ~, heat, with 1 NR ~, ~, Hitze, mit
Heat, hand, waking, on 1 NR Hitze, Hand, Erwachen, beim
~, thigh, formication, with 1 NR ~, Oberschenkel, Ameisenlaufen, mit
~, foot 1 K ~, Fuß
~, ~, one f., coldness of the other 1 K ~, ~, ein F., Kälte des anderen
Heaviness, lower limbs, fatigue, as from 3 K Schwere, untere Gliedmaßen, Müdigkeit, wie durch
~, knee 1 K ~, Knie
~, leg, calf 1 K ~, Bein, Wade
~, ~, night 1 K ~, ~, nachts
Inflammation, fingers 1 K Entzündung, Finger
~, foot 1 K ~, Fuß
~, toes 1 K ~, Zehen
Injuries, fingers, dissecting wounds 2 K Verletzungen, Finger, Schnittwunden
~, fingers, nails of 1 K ~, Fingernägel, der
Itching, foot 1 K Juckreiz, Fuß
~, toes, fourth 1 K ~, Zehe, vierte
Lameness, joints, waking, after 1 K Lahmheit, Gelenke, Erwachen, nach dem
~, lower limbs 2 K ~, untere Gliedmaßen
~, ~, morning, waking, on 1 NR ~, ~, morgens, Erwachen, beim
~, foot 1 K ~, Fuß
Limping 1 CR Humpeln
Motion, lower limbs, control, loss of 1 K Bewegung, unteren Gliedmaßen, Kontrollverlust der
Nails, affections of, brittle 1 CR Nägel, Leiden der, Brüchigkeit
Numbness, forearm 1 K Taubheit, Unterarm
~, hand, right 1 K ~, Hand, rechte
~, fingers, right 1 K ~, Finger, rechte
~, ~, second finger 1 K ~, ~, Zeigefinger
~, ~, tips of 1 K ~, ~, Fingerspitzen
~, thumb, tip of 1 K ~, Daumen, Spitze des
~, lower limbs, evening, lying in bed, < 1 NR ~, untere Gliedmaßen, abends, im Bett liegen, <
~, legs 1 K ~, Beine
~, ~, extending to thighs 1 NR ~, ~, erstreckt sich zu den Oberschenkeln
~, foot, sole of 1 K ~, Fuß, Fußsohle
~, ~, ~, walking, while 1 K ~, ~, ~, Gehen, beim
Pain, upper limbs 1 K Schmerzen, obere Gliedmaßen
~, ~, extending to fingers 1 NR ~, ~, erstrecken sich zu den Fingern
~, shoulder 3 K ~, Schulter
~, ~, left, electrical shock, as if from 1 NR ~, ~, links, Stromstoß, wie von einem
~, upper arm, extending to fingers 1 K ~, Oberarm, erstrecken sich zu den Fingern
~, elbow, splinter of glass, as if from 1 NR ~, Ellbogen, Glassplitter, wie von einem
~, forearm, hanging down 1 K ~, Unterarm, Herunterhängen, beim
~, hand, right, light played over it, as if 1 NR ~, Hand, rechte, Licht darauf

gerichtet wird, als ob
~, wrist, writing, after 1 NR ~, Handgelenk, Schreiben, nach dem
~, fingers, around the nails 1 K ~, Finger, um die Nägel herum
~, ~, extending upwards from injured finger 1 KK ~, ~, erstrecken sich aufwärts vom verletzten Finger
~, ~, fourth 1 K ~, ~, Ringfinger
~, hip, gluteal region, right 1 NR ~, Hüfte, Gesäßbereich, rechte
~, ~, ~, ~, pressure, < 1 NR ~, ~, ~, ~, Druck, <
~, nates, pressure, < 1 K ~, Gesäß, Druck, <
~, knee, hollow of 2 K ~, Kniekehle
~, ~, ~, right 1 K ~, ~, rechte
~, ~, ~, stretch, inclination to 1 NR ~, ~, strecken, Neigung zu
~, aching, upper limbs, extending to fingers 1 NR ~, weh tun, obere Gliedmaßen, erstrecken sich zu den Fingern
~, ~, shoulder, extending to fingers 1 K ~, ~, Schulter, erstrecken sich zu den Fingern
~, ~, ~, left 1 CR ~, ~, ~, linke
~, ~, upperarm, extending to fingers 1 NR ~, ~, Oberarm, erstrecken sich zu den Fingern
~, ~, ~, left 1 NR ~, ~, ~, linker
~, ~, leg, tibia 1 K ~, ~, Bein, Schienbein
~, burning, shoulder, left 1 NR ~, brennende, Schulter, linke
~, ~, upper arm, left 1 CR ~, ~, Oberarm, linker
~, ~, foot, sole 1 K ~, ~, Fuß, Sohle
~, ~, ~, ~, bed in, not > by sticking out 1 NR ~, ~, ~, ~, Bett im, nicht > durch herausstrecken
~, ~, ~, ~, lying, < 1 NR ~, ~, ~, ~, Liegen, <
~, ~, ~, ~, sitting, < 1 NR ~, ~, ~, ~, Sitzen, <
~, neuralgic 1 K ~, neuralgische
~, shooting, shoulder, left 1 NR ~, schießende, Schulter, linke
~, ~, leg, right, downwards 1 NR ~, ~, Bein, rechtes, abwärts
~, ~, foot, heel, right 1 NR ~, ~, Fuß, Sohle, Ferse, rechte
~, sore, nates, motion, < 1 NR ~, Wundschmerz, Gesäß, Bewegung, <
~, ~, foot, sole, waking, on 1 NR ~, ~, Fuß, Sohle, Erwachen, beim
~, ~, toes, walking, while 1 K ~, ~, Zehen, Gehen, beim
~, stitching, splinters, as from 1 K ~, stechende, Splitter, wie durch
~, ~, ~, fingers 1 K ~, ~, ~, Finger
~, ~, ~, ~, abscess, in 1 NR ~, ~, ~, ~, Abszeß in
~, ~, finger, fourth 1 K ~, ~, Ringfinger
~, ~, leg, tibia, right 1 K ~, ~, Bein, Schienbein, rechtes
~, twinging, wrist, writing, after 1 NR ~, Kneifen, Handgelenk, Schreiben, nach dem
~, ~, foot metatarsus, left, motion, > 1 NR ~, ~, Fuß, Mittelfuß, linker, Bewegung, >
~, ~, ~, ~, ~, waking, on 1 NR ~, ~, ~, ~, ~, Erwachen, beim
Perspiration, hand, palm, cold 1 K Schweiß, Hand, Handfläche, kalter
Picking, finger, end of 1 NR Zupfen, Finger, Enden der
Pulsation, forearm 1 K Pulsieren, Unterarm
~, hand 1 K ~, Hand
~, ~, right 1 NR ~, ~, rechte
~, fingers, right, second 1 NR ~, Finger, Zeigefinger, rechter
~, thumb, right 1 NR ~, Daumen, rechter
~, foot 1 K ~, Fuß
~, toes, first, right 1 NR ~, Zehen, erste, rechte
Restlessness, leg 2 K Ruhelosigkeit, Beine
~, ~, night 2 K ~, ~, nachts
~, ~, ~, bed, in 1 K ~, ~, ~, Bett, im
~, ~, ~, cycling legs vigorously in the air, > 1 NR ~, ~, ~, Radfahren, kräftiges, in der Luft, >
~, ~, ~, driving out of bed 1 NR ~, ~, ~, treibt sie aus dem Bett
~, ~, sleep, waking her from 1 K ~, ~, Schlaf, wecken sie aus dem
~, feet, sitting, while 1 K ~, Füße, Sitzen, im
Shocks, shoulder, left 1 K Schocks, Schulter, linke
Stiffness, fingers 1 K Steifheit, Finger
~, lower limbs, ascending stairs 1 NR ~, untere Gliedmaßen, aufsteigend
~, lower limbs, right 1 K ~, untere Gliedmaßen, linke
~, ~, ~, rising, on 1 K ~, ~, ~, Aufstehen, beim
~, ~, stretching, > 1 K ~, ~, sich strecken, >
~, nates, right, moving, when 1 NR ~, Gesäß, rechtes, Bewegung, bei

~, thigh, posterior, extending to knee 1 NR ~, Oberschenkel, Rückseite, breitet sich zum Knie aus
~, toes, morning 1 K ~, Zehen, morgens
~, ~, ~, motion, > 1 NR ~, ~, ~, Bewegung, >
Stretched out, leg 1 K Ausgestreckt, Bein
Suppuration, fingers 1 K Eiterung, Finger
Swelling, fingers, sensation of 1 CR Schwellung, Finger, Gefühl von
~, toes 2 K ~, Zehen
~, ~, left, fourth 1 NR ~, ~, linke, vierte
Tingling, upper arm 1 NR Prickeln, Oberarm
~, forearm 1 K ~, Unterarm
~, hand, extending to elbow 1 NR ~, Hand, breitet sich zum Ellbogen aus
~, ~, grasping anything 1 K ~, ~, wenn er irgendetwas greift
~, ~, left 1 K ~, ~, linke
~, fingers, right 1 NR ~, Finger, rechte
~, leg 1 K ~, Bein
~, ~, extending downwards 1 NR ~, ~, breitet sich abwärts aus
~, ~, extending to thigh 1 NR ~, ~, breitet sich zum Oberschenkel aus
~, ~, lying in bed, < 1 NR ~, ~, Liegen im Bett, <
~, foot 1 K ~, Fuß
~, ~, extending to knees, rippling up and down 1 NR ~, ~, breitet sich zu den Knien aus, läuft auf und ab
~, ~, sole 1 K ~, ~, Sohle
Trembling, hand, anger, after 1 K Zittern, Hand, Wut, nach
~, ~, writing, while 1 K ~, ~, Schreiben, beim
Twitching, knee, inside of, excitement 1 NR Zucken, Knie, innerlich, Erregung, bei
Unsteadiness, hand, writing while 1 K Unsicherheit, Hand, Schreiben, beim
~, leg, dancing, while 1 NR ~, Bein, Tanzen, beim
~, ~, walking, while 1 NR ~, ~, Gehen, beim
~, lower limbs, walking, while 1 CR ~, unter Gliedmaßen, Gehen, beim
Walking difficult, concentrate the mind, must 1 CR Gehen schwierig, konzentrieren, muß den Geist
~, leg will go where not intended, sensation of 1 NR ~, Bein gehen, wohin er nicht die Absicht hat, Empfindung als werde
Weakness, hand, grasping objects, on 1 K Schwäche, Hand, Ergreifen von Gegenständen, beim
~, leg 3 K ~, Bein
~, ~, calf 1 K ~, ~, Wade

Sleep - Schlaf

Deep 3 K Tiefer
Disturbed, dreams, by 1 K Gestörter, Träume, durch
Dreams, accusations, crime, wrongful, of 1 SR ~, Beschuldigunge, Verbrechens, fälschlich eines
~, acrobats, swinging from trapezes 1 NR ~, Akrobaten, schwingen an Trapezen
~, amorous 2 K ~, erotische
~, animals 2 K ~, Tiere
~, ~, eating alive 1 NR ~, ~, essen lebender
~, ~, suffering 2 NR ~, ~, leidende
~, ascending 1 K ~, Steigen
~, bank, of robbing a 1 NR ~, Bank, ausrauben einer
~, boyfriend 1 NR ~, Freund/ Liebhaber
~, busy, being 3 K ~, beschäftigt sein, sehr
~, catarrh, of profuse, yellow, flaky, pouring from nose 1 NR ~, Schleim, von reichlichem, gelbem, flockigem, der aus der Nase fließt
~, camels 1 NR ~, Kamele
~, car, of a, split in half, passing houses 1 NR ~, Auto, beim Vorbeifahren an Häusern in der Mitte gespalten, wird
~, cat, of a 1 NR ~, Katze, von einer
~, children 3 K ~, Kinder
~, ~, rescuing of 3 NR ~, ~, Retten von K.
~, ~, something has happened to 1 CR ~, ~, etwas ist K. zugestoßen
~, circus 1 NR ~, Zirkus
~, cleaning 1 NR ~, reinigen
~, clothes, wears many layers of 1 NR ~, Kleider, trägt viele Lagen übereinander
~, coloured 1 SR ~, bunte
~, confused 1 K ~, verwirrte
~, continuation of former dream on or after falling asleep 1 SR ~, Fortsetzung des vorherigen Traums beim oder nach dem Einschlafen
~, cows, dying 1 NR ~, Kühe, sterbende
~, crimes 2 K ~, Verbrechen
~, ~, committing 1 NR ~, ~, ein, zu begehen
~, danger 1 K ~, Gefahr
~, dead woman coming back to life 2 NR ~, tote Frau wird wieder lebendig

~, dead, of the 2 K ~, Verstorbene
~, ~, relatives 1 K ~, ~, Verwandte
~, death 3 K ~, Tod
~, ~, father, of 1 NR ~, ~, des Vaters
~, ~, relatives, of 1 K ~, ~, von Verwandten
~, discharge, profuse, yellow, flaky, from nose 1 NR ~, Absonderung, reichliche, gelbe, flockige, aus der Nase
~, disease, headache 1 SR ~, Krankheit, Kopfschmerzen
~, ~, ~, and woke with headache 1 NR ~, ~, ~, und erwachte mit Kopfschmerzen
~, disgusting 1 K ~, ekelerregende
~, driving a car 1 NR ~, Autofahren
~, eating, live animals 1 NR ~, essen, lebende Tiere
~, electrocution, of 1 NR ~, Tötung durch Stromschlag
~, emotions, of suppressing 1 NR ~, Gefühlen, Unterdrückung von
~, enemies 1 K ~, Feinde
~, escape 2 NR ~, Entfliehen
~, events, long past 1 K ~, Ereignisse, längst vergangene
~, ~, not yet taken place 1 K ~, ~, noch nicht stattgefundene
~, exciting 1 K ~, aufregende
~, excrement, large amounts 1 SR ~, Exkremente, große Mengen
~, ~, youths defecating enormous amounts 1 NR ~, ~, Jugendliche entleeren enorme Mengen
~, excrescences 1 SR Wucherungen
~, fantastic 1 K ~, phantastische
~, flying, aeroplane 1 SR ~, Fliegen, Flugzeug
~, ~, people 1 NR ~, ~, Menschen
~, frightful 1 K ~, schreckliche
~, great leaps 1 SR ~, große Sprünge
~, gymnastics 2 SR ~, Gymnastik
~, helpless feeling, as if the end of the world 1 NR ~, Gefühl von Hilflosigkeit, als sei es das Ende der Welt
~, high places 2 K ~, hoch gelegene Orte
~, hurried 1 K ~, hastige
~, hurry 1 SR ~, Eile
~, imprisonment 1 SR Haft
~, journey by car 1 NR ~, Reise mit dem Auto
~, journeys 2 K ~, Reisen
~, long 1 K ~, lange
~, money, of 1 K Geld, von
~, mother, of 2 NR ~, Mutter, von der
~, ~, flying around the world 1 NR ~, ~, fliegt um die Welt
~, ~, swinging on a pendulum with 1 NR ~, ~, schaukelt auf einem Pendel mit der
~, murder 2 K ~, Mord
~, nightmare, fever, during 1 NR ~, Alptraum, Fieber, bei
~, old boyfriend, of 2 NR ~, früheren Freund/ Liebhaber, von einem
~, people, assembled 1 SR ~, Leute, versammelte
~, ~, crowd 1 SR ~, ~, Menge
~, ~, jumping 1 NR ~, ~, springende
~, ~, not seen for years 2 SR ~, ~, gesehen, seit Jahren nicht
~, ~, of unknown 1 NR ~, ~, unbekannten, von
~, ~, strange things, doing 1 NR ~, ~, die sonderbare Dinge tun
~, postmasters and postmistresses, of 1 NR ~, Postangestellte
~, pregnant, being 1 K ~, schwanger, sein
~, religious 1 SR ~, religiöse
~, robbery, committing 1 NR ~, Raubüberfall, begeht einen
~, shameful 1 K ~, beschämende
~, ship in wartime 1 NR ~, Schiff in Kriegszeiten
~, snow 1 K ~, Schnee
~, speeches 1 NR ~, Reden halten
~, suicide 1 K ~, Selbstmord
~, swinging 1 SR ~, Schaukeln
~, tent, erecting large 2 NR ~, Zelt, großes, aufstellen
~, train, trying to catch 1 NR ~, Zug, versucht den, zu erwischen
~, true, seem true on waking 1 K ~, wirklich, erscheinen w. beim Erwachen
~, unpleasant 1 K ~, unangenehme
~, unremembered 3 K ~, erinnern, kann sich nicht an seine
~, vexation 2 K ~, Ärger, Verdruß
~, vivid 1 K ~, lebhafte
~, water, sea, of 1 K ~, Wasser, Meerwasser
~, wedding, everyone going except her 1 NR ~, Hochzeit, alle gehen hin außer ihr
Exhausting 1 SR Erschöpft nach dem Schlaf
Light 1 SR Leichter
Restless 1 K Unruhiger
Rise, must rise 1 SR Aufstehen, muß a.
Sleepiness 3 K Schläfrigkeit
~, daytime 2 CR ~, tagsüber
~, morning 1 K ~, morgens
~, afternoon 1 K ~, nachmittags

~, evening 1 SR ~, abends
~, headache, during 1 K ~, Kopfschmerzen, bei
~, overpowering 1 K ~, überwältigende
~, sudden 1 SR ~, plötzliche
Sleeplessness 3 K Schlaflosigkeit
~, excitement, from 1 K ~, Erregung, infolge von
~, irritability, from 1 SR ~, Reizbarkeit, infolge von
~, midnight, after, until morning 1 KK ~, Mitternacht, nach, bis zum Morgen
~, sleepiness, with, morning 1 SR ~, Schläfrigkeit, mit, morgens
~, thought, from activity of 2 K ~, Gedankenzudrangs, wegen
Unrefreshing 2 K Unausgeruht, nach dem Schlaf
Waking, 2 am 1 K Erwachen, 2 Uhr
~, 4 am 1 K ~, 4 Uhr
~, 5 am 1 K ~, 5 Uhr
~, early, too 1 K ~, zu früh
~, frequent 3 K ~, häufiges
~, fright, as from 1 K ~, erschreckt, wie
~, pain, with 1 SR ~, Schmerzen, mit
Yawning 1 K Gähnen
~, eating, after, > 1 SR ~, Essen, nach dem, >

Chill - Frost

Chilliness 1 K Frösteln
Shaking 1 K Schütteln, sich

Fever - Fieber

Heat 3 K Hitze
Morning, waking, on 1 K Morgens, Erwachen, beim
Night 2 K Nachts
~, perspiration, with 1 K ~, Schweiß, mit
Alternating with chills 1 K Abwechselnd mit Frost
External heat 1 K Äußerliche Hitze
Internal heat 1 K Innerliche Hitze
Succession of stages, chill followed by heat 2 K Abfolge von Stadien, Frost gefolgt von Hitze

Perspiration - Schweiß

Night 1 K Nachts
~, heat, during 1 K ~, Hitze, bei
Clammy 1 K Klammer
~, ~, sleep, during 1 NR ~, ~, Schlaf, während
Coldness, during 1 K Kälte, bei
Cold 2 K Kalter
~, anxiety, from 1 NR ~, Angst, infolge von
~, ~, ~, waking, on 1 NR ~, ~, ~, Erwachen, beim
~, nightmare, on waking from 1 NR ~, Alptraum, beim Erwachen aus einem
Hot 1 K Heißer
Sleep, during 1 K Schlaf, im

Skin - Haut

Burning, sun, from, left 1 CR Sonnenbrand, links
Eruptions, herpetic 1 K Ausschläge, herpetische

Generalities - Allgemeinsymptome

Daytime 3 K Tagsüber
~, > 1 SR ~, >
Morning 3 K Morgens
Forenoon 1 K Vormittags
Afternoon 1 K Nachmittags
~, > 1 K ~, >
Evening 3 K Abends
~, > 1 K ~, >
~, 9 pm 1 K ~, 21 Uhr
Night 3 K Nachts
Abscesses 1 K Abszesse
Air, open, > 2 K Luft, im Freien, >
~, ~, desire for 1 K ~, Verlangen nach frischer
~, draft, sensation of, as if fanned 2 K ~, Luftzug, Gefühl als würde Luft gefächelt
Anxiety, physical 1 K Angstgefühl, körperliches
Bathing < 1 K Baden, <
Cloudy weather < 1 K Wolkiges Wetter <
Cold air, < 1 K Kalte Luft <
~, aversion to 1 K ~, Abneigung gegen
Cold in general < 1 K Kälte im allgemeinen <
Cold, becoming, < 3 K Abkühlung, nach <
~, dry weather < 1 K Kaltes, trockenes Wetter <
~, tendency to take 3 K Erkältungen, Neigung zu
Collapse 1 K Kollaps
Covers, <, intolerance of 1 SR

Bettdecken, <, werden nicht ertragen
Downward, symptoms moving 3 CR Abwärts, Symptome wandern
Eating, after, < 1 K Essen, nach dem, <
~, ~, > 1 K ~, ~, >
~, > 1 K ~, >
Emaciation 2 K Abmagerung
~, appetite with e., ravenous 1 SR ~, Heißhunger, mit
Exertion, physical < 1 K Anstrengung, körperliche, <
~, impossible 1 SR ~, unmöglich
Faintness 2 K Ohnmacht
~, rising, on 1 K ~, Aufstehen, beim
~, stomach, sensation of something rising from 1 SR ~, Magen, Gefühl, als ob etwas aufsteigt vom
~, trembling, with 1 SR ~, Zittern, mit
~, weakness, from 1 SR ~, Schwäche, aus
Heat, flushes of 2 K Hitzewallungen
~, ~, downward 1 K ~, abwärts
~, ~, nausea, with 1 SR ~, Übelkeit, mit
~, ~, perspiration, with 1 K ~, Schwitzen, mit
~, ~, upward 1 K ~, aufwärts
~, ~, walking in open air 2 K ~, Gehen im Freien, beim
~, sensation of 3 K Hitzegefühl
~, ~, night, waking, on 1 NR ~, nachts, Erwachen, beim
~, ~, waking, on 2 K ~, Erwachen, beim
~, vital, lack of 3 K Lebenswärme, Mangel an
Heaviness, internally 1 K Schweregefühl, innerliches
Lassitude 3 K Mattigkeit
~, daytime 1 SR ~, tagsüber
~, afternoon 1 K ~, nachmittags
~, evening 1 K ~, abends
~, eating after 2 K ~, Essen, nach dem
Lie down, desire to 2 SR Sich hinzulegen, Verlangen
~, inclination to 2 K ~, Neigung
Menses, at beginning of, > 1 SR Menses, am Anfang der
Motion, > 1 K Bewegung, >
~, desire for 1 K ~, Verlangen nach
Numbness, externally 2 K Taubheit, äußerliche
~, single parts, in 1 K ~, einzelner Teile
Old age, premature 1 K Altern, vorzeitiges
Old people 1 K Alte Menschen
Orgasm of blood 2 K Blutwallungen
Pain, direction of, downward 1 SR Schmerzen, Richtung der, abwärts
~, burning, externally 3 K ~, brennende, äußerlich
~, ~, ~, pepperlike 2 CR ~, ~, ~, pfefferig
~, ~, internally 3 K ~, ~, innerlich
~, cutting, externally 3 K ~, schneidende, äußerlich
~, ~, internally 3 K ~, ~, innerlich
~, scraped, as if 2 K ~, geschabt, wie
~, stitching, downward 1 K ~, stechende, abwärts
~, ~, externally 3 K ~, ~, äußerlich
~, ~, internally 3 K ~, ~, innerlich
~, sore, bruised 1 K Wundschmerz, wie zerschlagen
Periodicity 2 K Periodizität
~, annually 2 K ~, jährlich
Perspiration, cold 2 SR Schweiß, kalter
~, hot 2 SR ~, heißer
Pulsation, externally 2 K Pulsieren, äußerlich
~, internally 2 K ~, innerlich
~, ~, upper part of body 1 SR ~, ~, Oberkörpers, des
Relaxation, muscles of 2 K Entspannung, Erschlaffung, der Muskeln
~, physical 2 SR ~, körperliche
Rest, > 1 SR Ruhe, >
~, must rest 2 SR ~, muß ruhen
Riding, in a wagon or on cars, < 2 K Fahren im Wagen oder mit der Bahn, <
Rising up, < 1 K Aufstehen, <
Sedentary habits 2 SR Sitzende Lebensweise
Shuddering, nervous 1 K Schaudern, nervöses
Side, symptoms on one 3 K Seite, Symptome auf einer
~, right 3 K ~, rechts
~, right then left 1 K ~, rechts dann links
~, left 2 K ~, links
~, left then right 1 K ~, links dann rechts
~, crosswise, left upper and right lower 1 K ~, über kreuz, links oben und rechts unten
Sitting, while, < 1 K Sitzen, beim, <
~, ~, > 1 K ~, ~, >
Sleep, after, < 3 K Schlaf, nach dem, <
~, ~, <, morning on waking 3 SR ~, ~, <, morgens beim Erwachen
~, ~, > 1 K ~, ~, >
Sudden manifestation 1 SR Plötzlich auftretende Symptome
Tingling 1 CR Prickeln
Trembling, external 3 K Zittern, äußerlich

~, internal 3 K ~, innerlich
~, anxiety, from 1 K ~, Angst, aus
~, ~, with 1 SR ~, ~, mit
~, nausea, with 1 SR ~, Übelkeit, mit
~, perspiration, with 1 SR ~, Schweiß, mit
~, rising, on 1 SR ~, Aufstehen, beim
~, weakness, from 1 SR ~, Schwäche, aus
Uncovering, > 1 SR Abdecken, sich, >
~, desire for 1 SR ~, Verlangen, sich
Waking, on 3 K Erwachen, Beschwerden beim
~, ~, > 2 K ~, ~, >
~, < on waking at night 2 SR ~, < beim Erwachen nachts
Walking, desire for, in open air 1 SR Gehen, Verlangen im Freien zu
Warm stove, < 1 K Warmer Ofen, <
~, > 1 K ~, >
Warm wraps, < 1 K Warme Wickel, <
~, > 1 SR ~, >
Wavelike sensations 1 K Wellen, Gefühl von
Weakness 3 K Schwäche
~, daytime 1 K ~, tagsüber
~, afternoon 1 K ~, nachmittags
~, eating > 1 K ~, essen >
~, excessive 2 SR ~, übermäßige
~, faintlike 2 SR ~, ohnmachtsähnliche
~, heat, after flushes of 1 SR ~, nach Hitzewallungen
~, mental occupation > 1 SR ~, geistige Beschäftigung, >
~, nausea, with 2 SR ~, Übelkeit, mit
~, perspiration, with 1 SR ~, Schweiß, mit
~, rest, > 1 SR ~, Ruhe, >
~, rising, on 1 K ~, Aufstehen, beim
~, sit down, desire to 1 SR ~, hinzusetzen, Verlangen sich
~, sitting, > 1 K ~, Sitzen, >
~, sleepiness, as from 1 K ~, Schläfrigkeit, wie durch
~, stomach, in 1 SR ~, Magen, im
~, tremulous 2 K ~, zittrige
~, vertigo, with 1 SR ~, Schwindel, mit
Weariness 3 K Müdigkeit, Abgeschlagenheit
~, morning 1 K ~, morgens
~, ~, waking, on 1 SR ~, ~, Erwachen, beim
~, forenoon 2 SR ~, vormittags
~, afternoon 2 SR ~, nachmittags
~, evening 1 K ~, abends
~, ~, > 1 NR ~, ~, >
~, eating, after 2 K ~, Essen, nach dem
~, sitting, while 1 K ~, Sitzen, im
~, waking, on 1 SR ~, Erwachen, beim
Weather, frosty, hoarfrost, < 1 SR □etter, Frost, Rauhreif, <
~, wind, > 1 SR ~, Wind, >
~, ~, desire to be in 1 SR ~, ~, Verlangen, im W. zu sein
Wet weather 1 K Nasses Wetter
Wounds 1 K Wunden
~, heal, slow to 1 K ~, heilen langsam
~, septic 1 SR ~, septische
~, suppurating 1 SR ~, eiternde

Arzneimittelprüfungen
von Jeremy Sherr

Die Arzneimittelprüfungen von Jeremy Sherr sind bekannt geworden durch ihre außerordentliche Gründlichkeit und saubere, „klassische“ Ausführung und Bearbeitung. Die beiden ersten auf Deutsch vorliegenden vollständigen Prüfungstexte haben bereits Eingang in die großen Repertorien gefunden; und ihre Symptome konnten in der Praxis vielfach bestätigt werden.

Hahnemann arbeitete bei seiner Mittelwahl fast nur mit Prüfungstexten. Jeremy Sherr folgt der Devise, daß wir ein Mittel nur wirklich gut verstehen können, wenn wir die Originalprüfung gelesen und uns mit ihr auseinandergesetzt haben. Er veröffentlicht den ursprünglichen Text der Prüfenden in vollem Wortlaut, ohne die Symptome zusammenzufassen oder auf Rubriken zu reduzieren.

Schokolade

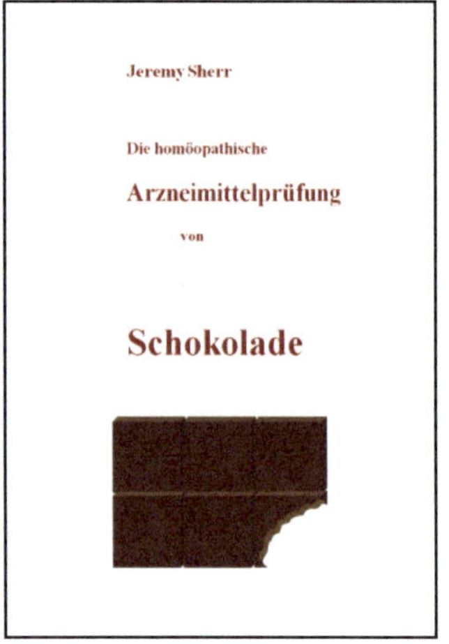

ISBN 3-933760-01-1

je Band
16,00 €

Hydrogenium

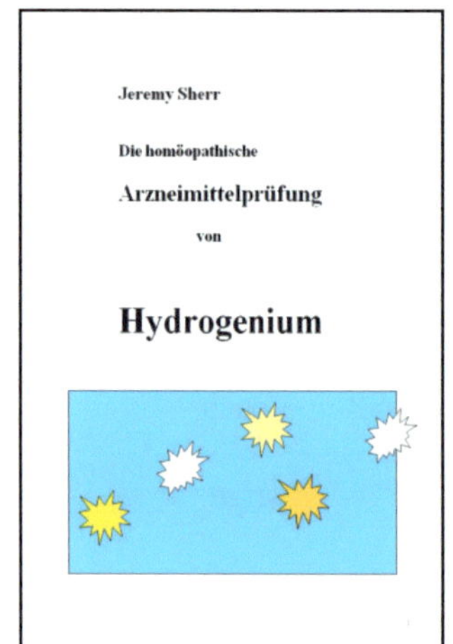

ISBN 3-933760-02-X

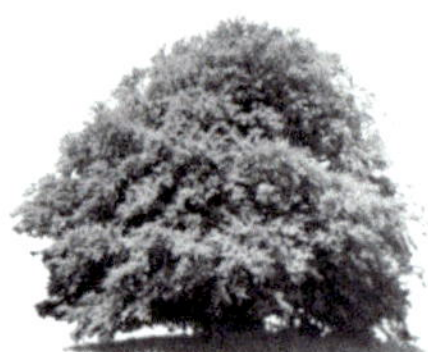

Fagus Verlag
erhältlich nur im Buch- und Versandhandel.

weitere Arzneimittelprüfungen von J.Sherr in gleichem Format bei Karl-Josef Müller, http://www.homoeopathie-zweibruecken.de/14911.html

„Eine sorgfältige Prüfung wird ein gut abgerundetes Mittel hervorbringen. Für mich ist eine gute Prüfung so viel wert wie zehn oberflächliche.“ *J.Sherr*

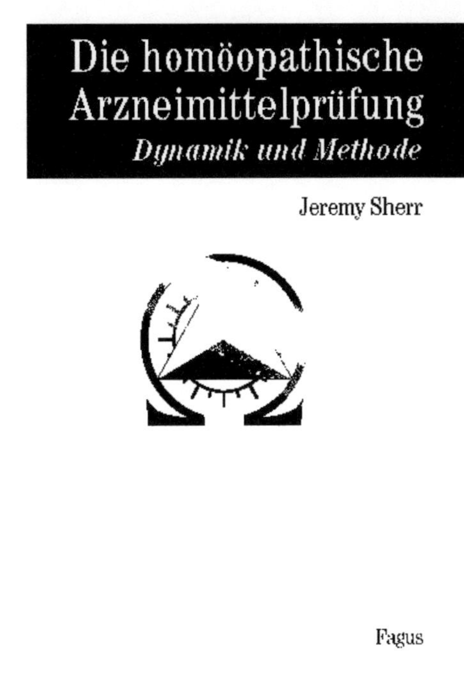

Die homöopathische Arzneimittelprüfung

- Dynamik und Methode

Jeremy Sherr

16,00 €

ISBN 3-933760-00-3

Die Arzneimittelprüfung ist die Grundlage und Hauptquelle aller homöopathischen Erkenntnis über unsere Mittel. Viele neue Prüfungen werden heute durchgeführt - von sehr unterschiedlicher Gründlichkeit und Zuverlässigkeit.

Aufgrund seiner jahrelangen internationalen Erfahrung mit homöopathischen Arzneimittelprüfungen hat Jeremy Sherr es unternommen, anhand der „Klassiker“ ein systematisches Basiswerk über die Arzneiprüfungen zu schreiben.

Ein Standardwerk, das nicht nur für diejenigen wichtig ist, die an Arzneiprüfungen teilnehmen oder solche organisieren wollen, sondern auch für alle HomöopathInnen, denen es um ein tieferes Verständnis ihrer Arbeitsgrundlagen geht.

Im Anhang kopierbare Anleitungsblätter für Prüfer und Supervisoren.

im Fagus-Verlag
erhältlich nur im Buch- und Versandhandel.

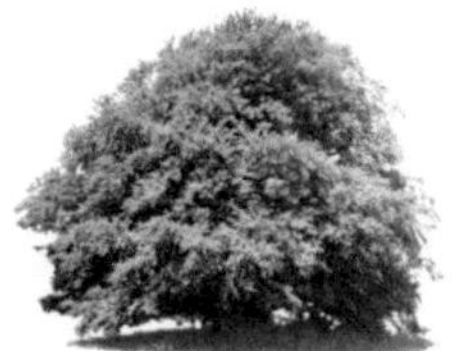